全国高等学校中药临床药学专业创新教材
全国医疗机构中药临床药师培训教材

中药药性学

主　审　颜正华

主　编　郑虎占　彭　康

副主编　李向日　李成义　张学顺　王　鹏

编　委（以姓氏笔画为序）

王　鹏（安徽中医药大学）　　　　张　强（北京杏园金方国医医院）

王家辉（海南医学院）　　　　　　张　鑫（南方医科大学）

方春平（广州中医药大学）　　　　张学顺（山东中医药大学附属医院）

李成义（甘肃中医药大学）　　　　张碧华（北京医院）

李向日（北京中医药大学）　　　　郑虎占（北京中医药大学）

杨志军（甘肃中医药大学）　　　　郭小文（南方医科大学）

杨秀娟（甘肃中医药大学）　　　　彭　康（南方医科大学）

张　淼（黑龙江中医药大学）

人民卫生出版社

图书在版编目（CIP）数据

中药药性学 / 郑虎占，彭康主编. —北京：人民卫生
出版社，2017

ISBN 978-7-117-24563-0

Ⅰ. ①中… Ⅱ. ①郑… ②彭… Ⅲ. ①药性 - 研究 -
医学院校 - 教材 Ⅳ. ①R285.1

中国版本图书馆 CIP 数据核字（2017）第 112986 号

| 人卫智网 | www.ipmph.com | 医学教育、学术、考试、健康，购书智慧智能综合服务平台 |
| 人卫官网 | www.pmph.com | 人卫官方资讯发布平台 |

中药药性学

主　　编：郑虎占　彭　康

出版发行：人民卫生山版社（中继线 010-59780011）

地　　址：北京市朝阳区潘家园南里 19 号

邮　　编：100021

E - mail：pmph @ pmph.com

购书热线：010-59787592　010-59787584　010-65264830

印　　刷：北京铭成印刷有限公司

经　　销：新华书店

开　　本：787×1092　1/16　印张：8

字　　数：195 千字

版　　次：2017 年 8 月第 1 版　2017 年 8 月第 1 版第 1 次印刷

标准书号：ISBN 978-7-117-24563-0/R·24564

定　　价：30.00 元

出版说明

　　近几年我国临床药学快速发展，尤其是西药的临床药学工作，正在全国如火如荼地开展，无论是学校教育，还是药师培训，都取得了显著的成绩。相比西药临床药学工作的开展情况而言，我国的中药临床药学人才培养工作才刚刚起步。

　　由于不合理用药导致的中药不良反应逐年上升，紧密结合中医临床开展中药临床药学，促进中药的合理应用，避免中药药害事件及减少中药不良反应的发生已迫在眉睫。目前全国各地各级医院特别是中医院十分重视中药临床药学工作的开展，但从开展的情况来看，存在的最大问题就是缺乏中药临床药学人才。为此，许多医疗机构和高等医药院校强烈呼吁尽快开展中药临床药学人才的培养教育工作。

　　为顺应这一人才培养需求，针对目前国内尚缺少中药临床药学专业全国性教材和培训用书的现状，更好地满足院校教育、继续教育的实际需求，在广泛调研和充分论证的基础上，我社与全国中医药高等教育学会中药教育研究会、中华中医药学会医院药学分会于 2015 年 4 月正式启动了全国高等学校中药临床药学专业创新教材、全国医疗机构中药临床药师培训教材的组织编写与出版工作。

　　作为全国首套中药临床药学专业创新教材和培训用书，本套教材具有如下特点：

一、以中医药理论为指导，突出中药临床药学专业特色

　　中药临床药学是在中医药理论指导下，以患者为对象，研究中药及其制剂与人体相互作用和合理应用的一门综合性学科。由于中医药有其独特的理论体系和特点，因此，该套教材在内容组织上不同于西药临床药学，是以中医药理论为指导，以中药学、中医学及相关社会科学知识为基础，创建具有鲜明中药临床药学专业特色的教材体系。教材内容紧密结合中医药理论，确保学生掌握必要的基本理论、基本知识和基本技能，以期培养出从事中药临床药学相关工作的，能够正确合理地使用中药、避免中药药害事件、减少中药不良反应发生的综合性、应用型中药临床药学人才。

二、以实践技能培养为核心，实现理论知识与临床实践有机贯通

　　中药临床药学是一门实践性很强的学科，因此，本套教材在编写中强调理论联系实际，注重对学生实践技能的培养，特别强调引入中药临床药学实践中的典型案例，使教材内容更加贴近岗位实际。旨在帮助学生理清理论知识与实际工作之间的关系，使学生在获取知识的过程中能与实际的岗位需求相结合，达到学以致用的目的。

三、以执业药师考试为契机，实现医学教育与药师考试有机融合

　　国家对 2015 年执业药师考试大纲进行了大幅度的改革，确定了"以用定考"的总体

方针，大大加强了对考生在药学服务、合理用药等方面知识水平和实践能力的考核。本套教材的编写目的和编写思路与执业药师考试改革的方向相契合，教材内容充分兼顾到执业药师考试大纲的要求，可为高校毕业生踏入工作岗位进行执业中药师考试奠定坚实的基础，也为正在医疗机构从事中药临床药学工作的从业者顺利考证提供了保障。

四、以教师和专家合作为起点，实现院校教育与继续教育实践有机衔接

考虑到中药临床药学专业实践性较强这一特点，为保证教材内容充分结合实际岗位要求，本套教材的编写团队由院校教师和临床一线的药师、医生共同组成，不仅能够确保一线工作岗位上的实践技能和实际案例写入教材，而且搭建了院校教师与医院专家合作的平台，为教师了解岗位需求、专家深入院校授课提供了有利条件。同时，本套教材也充分吸收了现阶段中药临床药师继续教育工作的宝贵经验，为今后开展继续教育和规范化培训奠定了基础。

本套教材的编写，得到了全国中医药高等教育学会中药教育研究会、中华中医药学会医院药学分会、全国高等学校中药临床药学专业教材建设指导委员会的精心指导与大力支持，得到了全国相关院校骨干教师以及医疗机构一线专家的积极参与，在此表示衷心的感谢！期待各院校、各医院在实际教学和工作中的使用过程中，对教材提出更多的宝贵意见，并请及时反馈给我们（renweiyaoxue@163.com），以便及时更正和修订完善。

人民卫生出版社

2016 年 9 月

全国高等学校中药临床药学专业创新教材
全国医疗机构中药临床药师培训教材
书　　目

序号	教材名称	主编	单位
1	中药临床药学导论	梅全喜	广州中医药大学附属中山中医院
		彭代银	安徽中医药大学
2	临床中药药物治疗学	张　冰	北京中医药大学
		周祯祥	湖北中医药大学
3	中药临床药理学	吕圭源	浙江中医药大学
		马世平	中国药科大学
4	中药药事管理	谢　明	辽宁中医药大学
		董　玲	北京中医药大学
5	中药药物经济学	唐洪梅	广州中医药大学第一附属医院
		刘国祥	哈尔滨医科大学
6	中药治疗药物监测	李范珠	浙江中医药大学
		许丽雯	上海中医药大学附属龙华医院
7	中药药学信息检索与应用	姚　毅	南京中医药大学附属医院
		吴水生	福建中医药大学
8	中药药学服务	王丽霞	中国中医科学院广安门医院
		宋　英	成都中医药大学附属医院
9	中药临床药师基本技能与实践	陆　进	中日友好医院
		杜守颖	北京中医药大学
10	中药药性学	郑虎占	北京中医药大学
		彭　康	南方医科大学
11	中成药与西药的相互作用	曹俊岭	北京中医药大学东直门医院
		甄汉深	广西中医药大学

续表

序号	教材名称	主编	单　位
12	中药处方点评	李学林	河南中医药大学第一附属医院
		吴庆光	广州中医药大学
13	中药药源性疾病与防范	苗明三	河南中医药大学
		华国栋	北京中医药大学东方医院
14	中药临床方剂学	孙洪胜	山东中医药大学附属医院
		全世建	广州中医药大学
15	临床常用中药饮片鉴别	赵奎君	首都医科大学附属北京友谊医院
		刘春生	北京中医药大学
16	循证中药学	夏伦祝	安徽中医药大学第一附属医院
		张伶俐	四川大学华西第二医院

成员名单

主 任 委 员

彭代银 安徽中医药大学

彭　成 成都中医药大学

曹俊岭 北京中医药大学东直门医院

梅全喜 广州中医药大学附属中山中医院

副主任委员

林　羽 福建中医药大学

李范珠 浙江中医药大学

林瑞超 北京中医药大学

马世平 中国药科大学

谢　明 辽宁中医药大学

夏伦祝 安徽中医药大学第一附属医院

姚　毅 南京中医药大学附属医院

赵奎君 首都医科大学附属北京友谊医院

唐洪梅 广州中医药大学第一附属医院

徐德生 上海中医药大学附属曙光医院

委　员（以姓氏笔画为序）

马　春 北京卫生职业学院

王　晖 广东药科大学

王世宇 成都中医药大学

王丽霞 中国中医科学院广安门医院

王昌利 陕西中医药大学

王景红 中国中医科学院望京医院

田元春 广西中医药大学第一附属医院

吕圭源 浙江中医药大学

吕良忠 浙江中医药大学（浙江省人民医院）

华国栋 北京中医药大学东方医院

刘春生 北京中医药大学

闫娟娟 山西中医学院

许丽雯 上海中医药大学附属龙华医院

孙洪胜 山东中医药大学附属医院

杜守颖 北京中医药大学

李亚秋 辽宁中医药大学附属医院

李丽静 长春中医药大学

李国辉　中国医学科学院肿瘤医院
李学林　河南中医药大学第一附属医院
李培红　中国中医科学院西苑医院
杨丙友　黑龙江中医药大学
杨新建　天津市中医药研究院附属医院
吴　清　北京中医药大学
吴水生　福建中医药大学
吴庆光　广州中医药大学
何　新　天津中医药大学
邹爱英　天津中医药大学第二附属医院
沈夕坤　苏州市中医医院
宋　英　成都中医药大学附属医院
张　冰　北京中医药大学
张一昕　河北中医学院
张立超　上海中医药大学附属市中医医院
陆　进　中日友好医院
陈乃宏　湖南中医药大学
陈树和　湖北省中医院
陈素红　浙江工业大学
陈雪梅　厦门中医院
苗明三　河南中医药大学
林　宁　湖北中医药大学
林　华　广东省中医院
林良才　广州中医药大学
林能明　浙江中医药大学附属杭州市第一人民医院
欧阳荣　湖南中医药大学第一附属医院
郑虎占　北京中医药大学
钟凌云　江西中医药大学
秦华珍　广西中医药大学
聂继红　新疆医科大学附属中医医院
桂双英　安徽中医药大学
郭桂明　首都医科大学附属北京中医医院
唐秀能　广西中医药大学附属瑞康医院
谈瑄忠　南京市中医院
符　颖　海南省中医院
彭伟文　广州中医药大学附属中山中医院
董　玲　北京中医药大学
董婷霞　香港科技大学
曾赋芳　新疆医科大学
甄汉深　广西中医药大学
戴昭宇　香港浸会大学

前　言

中医临床,辨证难,辨药亦难。中药处方之不效者,因不识证者半,不识药者亦半。证识而药不当,非特不效,抑且贻害。故救疾却病,认识药性是关键之一。

药可疗疾,船能渡海。欲驾船而不知船之性能,唯是望海而已。欲用药而不明药之性能,只能望病兴叹。故中医从业者用药时,需首明药性,倘不明药性,则如元代医家李东垣所说:"不达升降浮沉之理而一概施治,其愈者幸也"。

医药一家,医因药效,药为医用。中药研究,应始于临床,终于临床,以临床用药为导向,故中药从业者研究药物时,亦需明辨药性,若不究药性,则与天然药物研究何异。所以认知、掌握与应用中药药性是学习中医学与中药学的必修内容。

何谓药性,清代医家张志聪谓:"但言某药治某病,某病须某药,不探其原,只言其治,是药用也,非药性也。知其性而用之,则用之有本,神变无方。袭其用而用之,则用之无本,窒碍难通"。张氏所言的"性"是指药性,"用"是指功能、主治。故中药药性与中药功能、主治是不同的,药性不是功能主治的具体表述,而是中药功能主治的性质与特征之概括,它包括四气五味、升降浮沉、归经、有毒无毒等内容。其中,四气五味表示中药的作用性质,升降浮沉、刚柔、润燥等表示中药的作用特征,归经表示中药的作用部位,有毒无毒表示中药的安全性。中药药性理论是关于中药有效性与安全性的理论。人因性格不同而造就不同能力,药因药性各异而产生不同功能。"性"决定"能",故中药药性又称中药性能。张志聪强调用药时,药性重于功能,不无道理。

渔者需筌,学习药性需要掌握其学习思路与方法,为此我们编写《中药药性学》一书,全书在了解药性形成的背景、认知药性的途径、分析药性变化的因素、了解药性应用的实例等方面进行了概括性叙述,对学习中药药性具有一定的引领作用。希望帮助读者对中药药性有较为整体和系统的了解,为学习中医药学的其他课程奠定药性基础,并指导中药临床应用与现代研究。

抛砖引玉,引导读者重视中药药性、宣明药道,是编写本书的初衷。《中药药性学》系创新教材,编写难度大,虽然我们尽量努力,但限于水平,特别是成稿时间仓促,书中谬误与疏漏之处,在所难免,请各院校在使用过程中提出宝贵建议,以便进一步修订时提高及完善,不胜感激!

《中药药性学》编委会

2017年1月

目　录

第一章 绪 论

中药药性是指药物与疗效、安全性有关的性质和性能的统称,其基本内容包括四气五味、升降浮沉、归经、刚柔、润燥、补泻、有毒无毒等。中药药性学是研究中药药性与中医学的关系、药性的基本内容及其防治疾病的一门学科。它叙述了中药药性的发展简史、哲学基础、基本内容、确定依据、变化因素、应用举例、学习方法等内容。

中药药性理论是中药学的基本理论,是指导中医临床用药、中药现代研究与开发的重要理论。《中药药性学》是中医学、中药学专业的通识课,是中医药学宝库中一个重要组成部分。

学习中药药性,首先要掌握其学习方法,本章将介绍一些学习中药药性的基本方法,以供参考。

第一节 用取象比类法认知中药药性

一、取象比类的思维概念及历史沿革

(一)取象比类的思维概念

"取象比类"语出《周易》,是易学五行学说的一种重要研究方法,属于象思维方法的具体运用。象思维是中华民族哲学思维的独特方法,深远影响了中医药学的理论建构,不仅为中医药理论奠定了思想基础,也为中医药理论的临床实践提供了方法学指导。取象比类就是在思维过程中,对研究对象与已知对象某些方面相通、相似或相近的属性、规律、特质进行关联类比,找出共同特征和根本内涵,以"象"为工具进行标志、归类,旨在模拟、领悟和认识客体的方法。

《周易·系辞传》曰"见乃谓之象",指出天地万物尽为"象"所纳。这种"象"既可以是具体的物象,也可以是对某类事物的共性或特质抽取出来的意象,可以分为四个层次:第一个层次是物态之象,泛指一切可以直接感知的、有形的自然之象。如中药的形状、质地、颜色、滋味等。第二个层次是属性之象,指各种物态之象在某一方面的共性。如中药药性中的四气五味等。第三个层次是本原之象,反映各属性之象的内在联系,揭示事物的本质属性,需要通过对事物的亲身体验来领会。如"疗寒以热药、疗热以寒药"中的寒、热。第四个层次是规律之象,反映事物各本质属性间的内在必然联系,可以据此推断事物发展的趋势,如"诸花皆升,诸子皆降"即是对"花"和"子"类药物规律之象的概括。"象"的这四个层次,本质上相通,关系上紧密联系、逐层递进。由此可见,中药药性理论的形成及发展深受取象比类等传统哲学思想的影响。

（二）取象比类的历史沿革

取象比类思维方法是中医逻辑思维的基础之一，在中医药理论中占有特殊的地位。早在商周时期，《周易》中的象思维即对中医学的形成和发展产生了十分重要的影响。中医通过取象比类，概括出几种"意象"，如阴阳之象、五行之象、四气五味之象等。中药药性理论也是历代医家在长期临床实践的基础上，通过取象比类方法总结归纳出来的，诸多方面都体现了象思维的运用。如先秦时期的《素问·五运行大论》记载："天地阴阳者，不以数推，以象之谓也"，《素问·示从容论》记载："援物比类，化之冥冥""不引比类，是知不明"等等，都阐述了取象比类思维在中医药学中的重要性。到宋代，受宋儒理学影响，探讨药理之风大盛，逐步形成了药类法象理论。以北宋的《圣济经》为代表，提出了"万物皆有法象"的思想。法象理论兴盛于金元时期，代表著作有张元素的《珍珠囊》《医学启源》和李东垣的《用药法象》。他们在前人的基础上进一步探求药物产生疗效的原理，以药物的形、色、气、味为主干，利用阴阳五行和气化、运气学说，建立了一套系统的法象药理模式，丰富了中药药性理论的内容，使临床由经验用药向理论指导用药迈进了一步。法象药理在明清时期也得到广泛运用。明代李时珍尤为推崇药类法象理论，称赞张元素"大扬医理"。清代张志聪所著《本草崇原》，则从药物的性味、生成、阴阳五行属性、形色等方面入手，"诠释《本经》，阐明药性"，崇本求原，对药性理论及其奏效原理进行了阐述，对当代及后世医家均产生了较大影响。

二、通过取象比类认知中药药性的方法

中医学讲求"天人相应"的整体观，认为中药的物象特征与中药药性息息相关，因此在认识药物的过程中，往往通过对外形、气味、颜色、质地、习性、生态特征、生长季节和生长环境等自然特性的观察和归纳，进行关联类比，去推测药物可能具有某种药性。如李时珍在《本草纲目·序例·十剂》所言："天地赋形，不离阴阳，形色自然，皆有法象"。下面介绍一些常见的取象比类认识药性的方法。

（一）取生态之象认知药性

中药的生态之象是指中药材生长的自然环境，包括温度、湿度、土壤成分、地域特征等。古人通过观察和思考药物生长环境的特点，推测药物的药性。如生于水中的植物，不惧水浸，故能胜湿利水，如浮萍、泽泻、芡实、石菖蒲等。茯苓无枝无叶无花无果，整个生命过程在地下，故性主沉降，入心经宁心安神，入膀胱经利水渗湿；又因其备受土气，脾与五行之土相应，故能健脾。车前子生长在道旁，常被牛马踩踏，但生机不衰，知其禀受土气较厚，土能克水，故有利水通淋之功。蛇床子生长在阴湿卑下的地方，而芬芳燥烈，不受阴湿之气，故能到达下焦湿气所归的地方，逐寒湿之邪而补其阳气。贯众生长在山涧中，得天地清阴之气，故能除蕴热湿秽之疾，其体中虚而清芳，故能解诸毒。正如《本草新编·卷之四》所言："贯众实化毒之仙丹，毒未至，可以预防；已至，可以善解；毒已成，可以速祛"。

环境影响人体生理病理，也影响药性的形成。这是整体观念下的一种自然联系。

（二）取物性之象认知药性

中药的物性之象是指中药的物性特征而言。取物性之象认知药性，是古人通过取象比类认知药性的又一重要方法。动物各有其生理特性，因其特性不同，其入药后的药性也有区别。如督脉行于背部正中，鹿卧时常以口鼻对尾，故鹿茸能温补督脉。任脉行于胸腹正中，

乌龟常缩头,向于胸腹,故龟甲能补益任脉。桑螵蛸为螳螂的卵壳,螳螂多子、繁殖力强,故桑螵蛸能入肾经,补肾壮阳,治疗不孕不育。蛤蚧在《本草备要·卷之四》中记载其"雌雄相呼,屡日乃交。两两相抱,捕者擘之,虽死不开,房术用之甚效",由于蛤蚧具有这样的生理特性,故其入药,可入走肾经,补肾兴阳,主治阳痿早泄等。虫类多善于飞、爬,故多数虫类药有走窜之性,具有通行经络的作用。

植物药也有其不同的生物特性。如辛夷是花蕾入药,功能祛风寒、通鼻窍,《神农本草经》谓其主"风头脑痛",《神农本草经百种录·上品》认为辛夷治疗风头脑痛的作用与其生物特性即生物之象有关,其谓:"辛夷与众木同植,必高于众木而后已,其性专于上,故能升达清气,又得春气之最先,故能疏达肝气,又芳香清烈,能驱逐邪风头目之病。药不能尽达,此为之引也"。可见辛夷的生物特性使之具有上行性能,且可引药上达头目。正如《辨证奇闻·卷二》所云:"细辛、蔓荆,治头痛之药也,然不能直入于脑,得辛夷之引导则入之矣"。其他如独活与天麻,有风不动,无风自摇,因其不为风动,故能治风,所以独活可以祛外风,天麻能够息内风。首乌藤又名夜交藤,其藤入夜则交,故能入心经,养血安神,治疗失眠、心悸等。

研究植物药的生物特性,是认识中药药性的重要思路之一。

(三)取形态之象认知药性

中医理论认为,天地万物形神相通,赋其形而存其气,禀其气而有其性。因此,通过对药物形态的观察,可以认识、推测中药的药性。如清代名医徐大椿在《神农本草经百种录·上品》中所言:"因形以求理,则其效可知矣"。

质轻者升浮,故花类药、叶类药、皮类药、枝类药多质轻而药性升浮。如桑叶、菊花均轻浮入肺;蝉蜕质轻,质轻者升浮,故可疏风退翳,利咽透疹;部分质地疏松或粉质的药物如升麻、葛根可发表、升阳。

质重者沉降,故矿物药、介壳类药、种子果实类药多质重而药性沉降。如磁石、龙骨重镇安神,赭石、石决明平抑肝阳;部分质地致密者如沉香可纳气平喘,槟榔可消积导滞,故《汤液本草·卷下》谓槟榔"性如铁石之沉重,能坠诸药至于下极"。

中空者发表、通利。植物的茎,中间空者,其物质集中在周围,故进入人体后主要分布在肌表,具有发表之功,如麻黄、木贼等药中空,功能发表散邪;钩藤中空,故其平肝潜阳、息风止痉的同时,也兼有透表之用。中空者,善于通利,多兼有利水消肿之功,如白茅根、麻黄、木通等。

内实者攻里。药材内部质地坚实者,其药性多沉降,可用于治疗里实证,如枳实可破气消积,槟榔可行气消积,雷丸可杀虫消积等。

枯燥者入气分,如木香、乌药、甘松等;润泽者入血分,如阿胶、熟地黄、龙眼肉等。

汁可润泽。如知母质润,能滋阴生津;肉苁蓉质柔润,能润肠通便;大枣色赤而肉润,赤润能养血、味甘补脾,故知其为补脾养血要药。

根如球状者性善下行,如泽泻利水渗湿,半夏和胃降逆等。根的横切面有类似车辐纹者有旋转运行之功,如防己横切面具有车辐纹,故能利水消肿等。《本草乘雅半偈·第五帙》云:防己"根纹作车辐解,当以离丽解散为己任。"肉苁蓉像人之阴器而补肾助阳,故能治前阴诸疾而补精气。

徐大椿在《神农本草经百种录·中品》中解释百合功效时说:"百合色白而多瓣,其形似肺,始秋而花,又得金气之全者,故为清补肺金之药"。《神农本草经百种录·上品》阐述杜仲功效时说"杜仲,木之皮,木皮之韧且厚者此为最,故能补人之皮。又其中有丝连属不断,有筋之象焉,故又能续筋骨"。可见,部分药物是可以根据其形状,分析其药性及功效的。

此外,沙苑子形似人体之肾,故以之补肾。连翘似心而入心经,功能清心降火。皂角刺尖锐多刺,可消肿透脓。石膏纹理清晰,性寒,味辛,故能清热泻火解肌,清代周岩《本草思辨录·卷一》记述石膏"丝丝纵列,无一缕横陈",极似肌肉纹理,故其性主解横溢之热邪,善治肌肤大热,周氏谓"此正石膏解肌之所以然"。《本草蒙筌·卷之一》谓"人参肖人,形神具,如人形双手足者,神力具全,最为难得",而人参之名,也由此而来。

仔细观察中药的形态,取象比类,分析其可能具有的药性,再结合性味归经等,对于我们全面把握药性,颇有助益。

(四)取入药部位之象认知药性

根据取象比类思维的推理,药物的入药部位也与药性特点有着密切联系。

藤类通络。藤类具有条达之性,故藤类药能够通行经络,如青风藤、海风藤、鸡血藤、忍冬藤、首乌藤、钩藤等,多具有祛风通络之功。如《本草乘雅半偈·第九帙》论述钩藤时说:"不独能通十二经气,并行十二经水矣。广之以及支别络属、肉理筋膜,为用真无尽藏"。

皮可达皮。植物之皮,进入人体,易于达到机体肌表,治疗肌表病证。如茯苓皮、冬瓜皮、生姜皮、大腹皮等可以治疗水停皮下之水肿;海桐皮、白鲜皮、蝉蜕等,可以走肌表以治皮肤诸疾。如《跟名师学临床系列丛书·张志礼》的多皮汤由地骨皮、五加皮、桑白皮、干姜皮、大腹皮、白鲜皮、牡丹皮、赤茯苓皮、冬瓜皮、白扁豆皮、川槿皮组成,功能健脾除湿、疏风和血,主治慢性荨麻疹、慢性湿疹、皮肤瘙痒等。

枝条达四肢。如桑枝善达四肢经络,通利关节;桂枝温通经脉,兼横行手臂。《本草纲目·第三十八卷》记载了桑枝主治风热臂痛的附方:"桑枝一小升,切炒,水三升,煎二升,一日服尽。许叔微云:尝病臂痛,诸药不效,服此数日寻愈"。

上以亲上。是说入药部位处于植物的上半部分的,其药性以上升为主。如桂枝、桑枝等,生长于植物的上部,故其作用长于治疗上肢痹痛。下以亲下,是说入药部位处于植物的下半部分的,其药性以下降为主。如肉桂为樟科植物主十处的厚皮,入下焦,重在温补命门火,并可引火归元。

子可种子。因为种子具有繁殖能力,有发芽、生根的特性,因此人服用之后能促进生育。菟丝子、沙苑子、五味子、覆盆子、枸杞子等,具有补肝肾、调经种子,治疗不孕不育症的作用。

核以治丸。指核类药能够治疗人体的"核"病,如睾丸肿痛、乳核、痰核等。其"核"之义既是取核之名,又是取核之形。如橘核、荔枝核等即为取核之名,川楝子、吴茱萸、小茴香等则为取核之形。如《本草纲目·第三十卷》记载:"橘核入足厥阴,与青皮同功,故治腰痛癀疝在下之病,不独取象于核也。和剂局方治诸疝痛及癀、卵肿偏坠,或硬如石,或肿至溃,有橘核丸,用之有效"。

心可入心。指植物的"心"部,能够入走人体的心经、心包经,治疗心经病变。如莲子心、灯心草清心除烦,带心连翘善清心经热,带心麦冬长于入走心经以清心除烦等。《温病条辨·上焦篇》治疗热入心包的清宫汤,由元参心、莲子心、竹叶卷心、连翘心、犀角尖、连心麦冬组成,其中带"心"的药居多。

节可治节。如松节等善治关节痹痛。《本草纲目·第三十四卷》:"松节,松之骨也。质坚气劲,久亦不朽,故筋骨间风湿诸病宜之";柏树的"枝节,煮汁酿酒,去风痹、历节病"。

筋可治筋。如杜仲多筋(杜仲胶),能强筋骨;伸筋草似筋,能舒筋通络;续断有肉有筋,如人筋在肉中之象,故能补续筋骨。牛蹄筋入于筋中,热证患者适宜食用,寒证患者慎食。《本草纲目·第五十卷》:"患冷人勿食蹄中巨筋,多食令人生肉刺。"筋聚则成肉刺,故牛蹄筋不宜多食。

皮可去翳。此处之皮包括植物的根皮、枝皮和动物的外皮等。如蝉蜕、蛇蜕、秦皮等明目退翳。《汤液本草·卷下》:"蛇蜕,去翳膜用之,取其意也"。

凡芦皆升。芦头主上升,故人参芦、防风芦等,皆有催吐作用。《本草纲目·第十二卷》:人参芦"吐虚劳痰饮。人弱者,以人参芦代瓜蒂。……一女子性燥味厚,暑月因怒而病呃,每作责举身跳动,昏冒不知人。其形气俱实,乃痰因怒郁,气不得降,非吐不可。遂以人参芦半两,逆流水一盏半,煎一大碗饮之,大吐顽痰数碗,大汗昏睡一日而安"。

根升梢降。植物药的根部入药,有根与梢的区别。前人认为,根的药性偏于升浮,梢的药性偏于沉降。陈嘉谟在《本草蒙筌·总论》中指出:"生苗向上者为根,气脉行上;入土垂下者为梢,气脉下行;中截为身,气脉中守。上焦病者用根,中焦病者用身,下焦病者用梢。盖根升梢降,中守不移故也"。陈氏之意是,地上生苗的部分为根,即现今所指的芦。入土垂下者,今指支根、须根言。中截者当指主根言。即使同样是入于土中的根,药性也有区分。但关于根与梢的药性理解,应客观看待,不必拘泥。

如升麻虽是以地下的根入药,但因其质轻,药性以上升为主。所以物有万变,不可一辙而取,学习认识药性也应如此。

动物药也由于入药部位不同而有药性差异,其主要体现在归经的药性方面。中医有"以脏入脏"之说,即动物的不同脏器进入人体后,对人体的相应脏器有针对性的调理作用。如《本草纲目·第五十卷》记载:羊头达到头部,主治风眩瘦疾;羊心入心经,主治忧恚膈气;羊肺入肺经,功能补肺,主治咳嗽;羊肾入肾经,功能补肾气之虚弱,益精髓,治肾虚消渴;羊肝入肝经,功能补肝明目,主治肝风虚热,目赤暗痛,热病后失明;羊胆入胆经,主治青盲;羊胃入胃经,主治胃反,虚汗,虚羸;羊膀胱入膀胱经,主治下虚遗溺等。

天地万物,包括人与其他生物,共受天地之气的影响,故彼此之间有着相应之处。所以从分析植物药、动物药的入药部位入手,推知其进入人体后可能产生的药性,是认识中药药性的一种宏观思维方法。

(五)取颜色之象认知药性

五色入五脏,不同颜色的药物能入不同脏腑,因而通过观察总结中药的颜色特征,可以推测该药的药性特征。如诸药中色青者属木,入肝经,如青黛、青皮等;色赤者属火,入心经,如丹参、红花、朱砂等;色黄者属土,入脾经,如石斛、黄芪等;色白者属金,入肺经,如石膏、百合、贝母等;色黑者属水,入肾经,如补骨脂、猪苓、熟地等。又如红花、苏木、血竭,色红似血而入血分。

取颜色之象认知药性是我们学习、了解药性的一种方法,但不可局限于此,如白芍色白,主入肝经,黄柏色黄,主入肾经等,所以通过药物的颜色之象分析其药性,是不可执一而论的。

（六）取气臭之象认知药性

《本草备要·药性总义》："药之为物，……有因气相求者，如气香者入脾，气焦者入心之类"。根据《内经》气臭理论，气臊者入肝经，气焦者入心经，气香者入脾经，气腥者入肺经，气腐者入肾经。因而可以通过取药物的不同气臭之象来认知药性。如藿香、佩兰、砂仁、木香气香而均入脾经，可芳香醒脾。鱼腥草气腥，入肺经，能到达气血腐烂之处的肺痈，以治肺痈。败酱草有败酱味，入大肠经，故能治疗气血腐败之肠痈。五灵脂是鼯鼠对食物餐已而食，食已而餐，经过多次代谢之后的产品，气味腥臊，入血分能治疗血瘀心腹疼痛。神曲是发酵产品，酒亦为发酵酿成，故神曲长于消化酒积。

《伤寒论》治疗伤寒初愈，男子与女子有性生活，余邪进入宗筋之"阴阳易"病，其表现为身体重，少气，少腹里急，或引阴中拘挛，热上冲胸，头重不欲举，眼中生花，膝胫拘急等，治疗用妇人中裈（内裤），近隐处，剪烧灰，水调和，服下，方名烧裈散。曹颖甫《伤寒发微·卷四》阐述道："取中裈近阴处，烧灰和服，以浊引浊，使病从何处受，即从何处出"，故用药后的反应是小便即利，阴头微肿则愈。曹氏所说的以浊引浊，就是用气臭治病，所用药物（中裈）的气臭与病变部位之气臭相近，同气相求，故取效迅速。曹氏还评述曰："近世医家，既不识病原之为湿浊，又不明同气相感之理，无怪论及烧裈散，反憎其秽亵无理也。"可见，认识中药气臭理论，可以开拓中医用药的思路，有助于提高临床疗效。

（七）取季节之象认知药性

中药四气寒热温凉源于天之四时，取象于春温、夏热、秋凉、冬寒四时气象而来，因禀受的气象不同，故药性有别。因而取四时季节之象可以认知中药所具有的药性特征。如徐大椿《神农本草经百种录·下品》载夏枯草："此以物禀之气候为治，又一义也。凡物皆生于春，长于夏，惟此草至夏而枯，盖其性禀纯阴，得少阳之气勃然兴发，一交盛阳，阴气将尽，即成熟枯槁。故凡盛阳留结之病，用此为治，亦即枯灭，此天地感应之妙理也。凡药之以时候荣枯为治者，俱可类推"。徐氏以夏枯草为例，强调了季节之气象对中药药性的影响是不可忽略的。

半夏五月生，农历五月通常接近夏至这一节气，是当夏之半，故名半夏。《本草乘雅半偈·第六帙》指出，半夏生苗之时，"纯乾决尽，至姤而一阴见。"就是说，阳气此时盛极开始走向衰退，阴气此时开始潜长，阳将阖而阴将开，半夏于此时而生，故其药性"主阴阳开阖之半、关键之枢，如半欲开、半欲阖。"失眠是阳不入阴的阴阳失调之病，《内经》半夏汤治疗不寐，用半夏调和阴阳之开阖，阴阳既通，失眠遂愈。知病之源，知药之性，则效如桴鼓。

半夏能够主阴阳开阖，调节关键之枢，故《本草蒙筌·卷之三》谓小柴胡汤用半夏，"半助柴胡以主恶寒，半助黄芩而能去热，及往来寒热皆用之，有各半之意，故因而名曰半夏"。可见，一年四季，气象不同，对药性有着不同的影响。

他如《神农本草经百种录》尚载菊花"晚开晚落，花中之最寿者也，故能轻身耐老延年"；"凡芳香之物，无不辛燥者，惟菊得天地秋金清肃之气，而不甚燥烈，故于头目风火之疾尤宜""芍药花大而荣，得春气为盛，故能收拾肝气，乃养肝之圣药也"。《本草问答》谓"款冬花生于冬月冰雪之中，而花又在根下，乃坎中含阳之象，故能引肺中气下行，而为利痰止咳之药"。

综上，夏枯草、款冬花、半夏等药皆以天时得名，又皆得其时节之妙用，其药性与药物生长的四时气象有一定关联，值得探讨及合理应用。

三、取象比类思维对学习中药药性的意义及局限性

（一）促进中药药性理论与中医基础理论的融合

取象比类思维对中医药学产生了深远的影响，它不仅指导着中医药学的理论研究和临床实践，也被历代医家用于对中药药性的归纳总结，正是在这种统一思维方式的指导下，实现了中医医理和中药药性理论的完美契合。如人体病理变化过程有寒热之别，药性就有寒热之分；人体病理因素有风寒暑湿燥火，药物就有祛风、散寒、化湿、润燥、泻火等相应功效。所以药性的取象比类法是促进医药圆融的一种思维方式。

（二）有助于对中药药性的总结与理解

通过取象比类的思维方式来认知中药药性，有助于我们对药性规律的归纳总结和深入理解。根据"物从其类、同形相趋、同气相求"的认知思维，形态、结构、质地、性质类似的药物，其药性功效也往往相近。质重的中药多有下行沉降的作用，如矿物类药；质轻的中药多有上行升浮的作用，如某些花、叶类药。根据药物归属的"象"还可以确立类比推理的基础，如推论出"皮以走皮""节以治节""子能明目"等规律，从而进行大范围的衍化，并帮助理解、记忆中药药性及功能主治。

（三）有助于确认新来源药物的药性

取象比类方法还有助于确立新来源药物的药性。对于新来源的药物，尚未知其药性，但可根据其形色气味、生长环境、生物特性等自然属性，运用象思维的方法初步推理其性味归经，再在临床运用中逐步验证并反复修正，最后总结、提炼出成熟的性能特点。运用这种格物求理的方法，能够在中医药理论指导下，较快地赋予新来源药物的药性内涵。

（四）用取象比类思维认识中药药性的局限性

取象比类基于客观事物之间的同一性或相似性进行推演，可以得出正确结论。但客观事物之间存在差异性，又使取象比类的结论具有不确定性，并带有部分主观臆测的成分。如根据五色入五脏之说，色白者入肺，但白芍、白茯苓、白鲜皮等药色均白，皆不入肺经，对肺疾也无显著治疗作用。可见，取象比类虽有典型之例，但盲目推演，则难免挂一漏万。此外，简单的比类也易导致认识上的局限性。如夏蝉的叫声洪亮持久，古人据此认为蝉蜕可以治疗音哑之疾。事实上，蝉鸣是翅膀振动的声音，与咽喉毫无关系。可见，尽管蝉蜕确有疗哑之功，但上述比类与实际并不相符。因此我们应该认识到取象比类思维的局限性与片面性，学习及应用中药药性过程中要客观对待。

第二节　用功效归纳法认知中药药性

一、本草功效归纳源流

本草的功效归纳，是历代医家在长期医疗实践的基础上总结得出的。最早进行功效归纳的是《神农本草经》的三品分类法：上药养命以应天，中药养性以应人，下药治病以应地，并记载了四气五味、有毒无毒、七情配伍、君臣佐使等一系列药性理论，为后世药性理论的奠基之作。随着临床用药经验的不断积累，逐渐出现了新的药性描述，突破了《神农本草经》的药性范畴。如唐代《药性论》中就在部分药物项下标有归经络、归脏腑的记载，包括龙胆

归心、蔚实归鼻、牛蒡子达十二经等。唐代陈藏器的《本草拾遗》则提出了"十剂"分类法:"诸药有宣、通、补、泄、轻、重、涩、滑、燥、湿,此十种者,是药之大体"。"十剂"之说反应了中药的药性和功能,为本草功效归纳提供了新方法。金元时期,药性理论开始系统地用于阐释药效,其理论体系也得到了极大丰富。如张元素的《珍珠囊》讲求药物的升降浮沉与气味厚薄,并将中药与四时、八卦联系在一起,建立了药物的归经、引经理论体系。中药药性理论在后世得到不断的丰富和发展,在现行的《中药学》教材中,采用的是以四气五味、归经、升降浮沉、有毒无毒等为核心的功效归纳体系。

二、通过功效归纳法认知中药药性的方法

通过功效归纳的方法来学习中药药性,有助于加深我们对药性及功效的认知与了解。对于未知药性的药物,可以通过功效归纳来推测出药物的四气五味、升降浮沉和归经等药性特征。

(一)通过功效归纳药物的四气

在学习和认知未知药物的过程中,我们可以通过功效归纳的方法推测出药物的四气。例如能够治疗寒证的药物,如干姜、高良姜、胡椒等可以治疗寒凝中焦证,鹿茸、淫羊藿、巴戟天等可以治疗肾阳不足证,可知这些药物药性温热,属阳。能够治疗热证的药物,如黄连、黄芩、黄柏等可以治疗实热炽盛证,麦冬、沙参、石斛等可以治疗阴虚内热证,可知这些药物药性寒凉,属阴。

(二)通过功效归纳药物的五味

古人通过味觉对药物进行辨别,发现药味不同,功效也不同。《素问·至真要大论》就对五味的作用进行了归纳:"辛散、酸收、甘缓、苦坚、咸软"。后世医家又对此作了补充发展,如《本草备要·药性总义》记载:"凡酸者能涩能收,苦者能泻能燥能坚,甘者能补能和能缓,辛者能散能润能横行,咸者能下能软坚,淡者能利窍能渗泄,此五味之用也"。就具体药物而言,如石榴皮涩肠止泻,五味子收敛止汗,功效类似《内经》所说的"酸收",因此推测其应为酸味药;大黄泻下,苍术燥湿,黄柏坚阴,功效类似《内经》所言的"苦坚",因此推测其应为苦味药;黄芪补气,阿胶补血,甘能够缓和药性,因此推测其应为甘味药;生姜解表散寒,紫菀润肺下气,川芎行血,木香行气,因此推测其应为辛味药;芒硝泻下软坚,牡蛎软坚散结,因此推测其应为咸味药;茯苓、泽泻利水渗湿,因此推测其应为淡味药。

需要注意的是,五味用于表达药物功效之后,便逐渐成为说理工具,临床常根据药物的功效而确定其味,这样就出现本草记载的药味与实际味道(口尝滋味)不符的情况,如红花味辛、玄参味咸、鸡血藤味甘、赭石味苦等,均与口尝滋味不符。因此药物的味已不仅是口尝之味,更重要的是还包括药物功效的含义。故在推测药味时,不能仅根据口尝来判断,而更应注意通过药物的功效来归纳。如辛味药能散能行,但部分药口尝无辛味,临床却有发散和疏散外邪的功能,所以归纳其有辛味,即赋予其辛的药性。例如石膏虽然口尝味不辛,但因其有解肌透热作用,故推论其味辛,又兼有养阴生津、除烦止渴的作用,推论其味甘能补。杜仲口尝滋味"稍苦",但因其功能补肝肾,故谓其味"甘"。芡实口尝滋味"淡",但因其有益肾固精、补脾止泻之功,故谓之味"甘、涩"。夏枯草口尝滋味"淡",但因其具有清肝泻火、散结消肿之效,故谓其味"辛、苦"等等。这些药味都是通过功效归纳总结出来的。可见,功效总结是归纳药性的重要方式之一。

（三）通过功效归纳药物的归经

药物发挥治疗功效，各有不同的适应范围，需要进一步归纳，如同一寒证，有脾寒、肺寒之别；同一热证，有肝热、胃热之别，五脏寒热之证各不相同，因此古人把药物的作用与人体的脏腑经络联系起来，又创造了归经学说。我们可以通过药物作用的部位趋向和临床疗效特点来推测其归经。如肝主疏泄，可调畅气机和情志，肝失疏泄就会出现肝气郁结、烦躁易怒、胁痛抽搐，有些药如香附、佛手、香橼、绿萼梅可治疗肝郁气滞，钩藤、白芍、香附、川楝子可治疗胁痛抽搐，因此推测这些药应该归肝经。心主血脉、主神志，心经病变多见血脉受阻、气血瘀滞，出现心悸心痛、失眠多梦等，丹参、红花、川芎可活血祛瘀，治疗血瘀胸痹，朱砂、磁石、琥珀、远志可安神定惊，治疗心悸失眠，因此推测这些药应该归心经。脾主运化、升清，脾失健运就会出现水液停滞之诸湿肿满、便溏腹泻等，有些药如藿香、佩兰、豆蔻可芳香化湿，治疗湿阻中焦的呕恶吐泻，苍术、厚朴可燥湿除满，治疗水湿内停的痰饮水肿、腹胀腹泻，因此推测其应该归脾经。肺主宣发肃降，肺气不利会出现咳嗽痰喘，有些药如苦杏仁、百部、紫菀、款冬花具有止咳平喘的功能，因此推测这些药应该归肺经。肾藏精主水，肾气不足就会出现腰膝酸软、尿频遗尿、阳痿早泄、宫冷不孕，有些药如鹿茸、锁阳、肉苁蓉、阳起石可治疗阳痿早泄、宫冷不孕，金樱子、覆盆子、补骨脂、益智仁可治疗遗尿尿频，因此推测这些药应该归肾经。

（四）通过功效归纳药物的升降浮沉

通过对药物的功效进行归纳，还可以推测出药物的作用趋向，即药物升降浮沉之性。一般来说，具有发散解表、宣毒透疹、行气开郁、升阳举陷、温通经脉、催吐等功效的药物，作用趋向多主上升、向外，其药性多升浮。如麻黄、桂枝等药功能发散风寒，主治风寒表证，黄芪、升麻等药功能升举阳气，主治气虚下陷之脏器下垂等，桔梗功能宣肺利咽，主治肺气失宣的咳嗽、咽痛等等，这些药的药性以升浮为主。

具有消积导滞、通便利水、重镇安神、平肝潜阳、降逆止呕、敛肺平喘、固表止汗等功效的药物，作用趋向多主下行、向内，其药性多沉降。如珍珠母功能平肝潜阳，主治肝阳上亢证，旋覆花功能降逆止呃，主治胃气上逆之呕吐呃逆，大黄泻下通便，主治热结便秘，麻黄根功能收敛止汗，主治自汗盗汗，《本草纲目·第十五卷》记载"当归六黄汤加麻黄根，治盗汗尤捷"等等，这些药的药性以沉降为主。

综上可见，我们掌握了用药物功效归纳药性的方法与规律，就可以运用这些规律对新药源的药性进行推测，从而掌握一种通过功效认知药性的方法，并对中药药性有更深入的理解。

对药性的功效归纳还可用于指导临床用药。如《神农本草经·序例》云："疗寒以热药，疗热以寒药"，是中医治病用药的基本原则。"药有阴阳配合，子母兄弟，根叶华实，草石骨肉。有单行者，有相须者，有相使者，有相畏者，有相恶者，有相反者，有相杀者。凡此七情，合和当视之"，是根据药性和功效的不同来确定用药原则和配伍方法的。"药有宜丸者，宜散者，宜水煮者，宜酒渍者，宜膏煎者，亦有一物兼宜者，亦有不可入汤酒者，并随药性，不得违越"，则指出需要根据药性的不同特点确定药物的剂型和服用方法。归经作为药性规律的总结，对临床用药也有重要指导意义。如遇到咳嗽、哮喘等肺经疾病，便可选用入肺经的麻黄、苦杏仁、贝母、紫菀等药治疗；遇到肝郁气滞、胁痛等肝经疾病，便可选用入肝经的延胡索、香附、青皮、吴茱萸等药治疗。毒性药物的药性大多峻猛，临床使用时应严格控制剂量，并注意中病即止,不可长期使用;无毒药物的药性相对平和,临床使用时用药剂量可适当加大,疗程可适当延长。

在功效归纳药性的过程中也应该认识到,药物的自然属性有多方面因素,与功效关联密切的并非全部,只是其中某一个或某几个因素。因此我们在对药物的药性和功效进行归纳阐释时,需要根据临床需求对诸多的自然属性进行取舍。如清代医家徐大椿总结临床用药的思路为:"凡药之用,或取其气,或取其味,或取其色,或取其形,或取其质,或取其性情,或取其所生之时,或取其所成之地,各以其所偏胜而即资之疗疾,故能补偏救弊,调和脏腑"。其说颇值得参考。

第三节　用文献整理法认知中药药性

文献整理主要是指通过对文献的搜集、整理和研究,归纳总结前人的用药经验和研究成果,并通过分析对比,去伪存真、去粗取精,甄别、验证相关理论知识的正确性、科学意义和实用价值,做到有所发现、有所领悟、有所创新。我们可以通过对文献的查阅和整理,梳理历代本草对中药药性认知的演变过程,从而对药性有更全面、更深刻的认识。

例如淫羊藿,古代本草著作中,《神农本草经》《证类本草》《本草蒙筌》《本草崇原》《药性赋》等记载其性寒;《本草备要》《本草从新》《本草新编》等记载其性温;《本草易读》记载其性平;《本草纲目》虽记载其性寒,然则李时珍在该药"发明"项下论述道"性温不寒,能益精气,乃手足阳明、三焦、命门药也,真阳不足者,宜之"。现行的国家规划教材《中药学》及《中华人民共和国药典》(2015年版一部)中,均记载其性温。可见自明代李时珍将淫羊藿"发明"为"温"性后,历代刊行的本草及当今的《药典》、教材等书籍多记载此药为温性,对药性的认识逐渐发生了改变。

又例如石膏,古代本草著作中,《神农本草经》《本草纲目》《本草蒙筌》《本草原始》中记载其性微寒;《医学启源》《本草易读》等记载其性寒;《本草经集注》《名医别录》《用药心法》《本草备要》《本草经疏》《本草新编》《本草思辨录》《药性赋》等记载其性大寒;《药品化义》《医学衷中参西录》记载其性凉。现行的国家规划教材《中药学》及《药典》中,均记载其性人寒。可见从古至今,各家本草对石膏药性的认知并不一致。对此,前人也早有认识,如《医学衷中参西录》中记载:"石膏,凉而能散,有透表解肌之力。外感有实热者,放胆用之,直胜金丹。《神农本草经》谓其微寒,则性非大寒可知。……医者多误认为大寒而煅用之,则宣散之性变为收敛,……夫石膏之质最重,七、八钱不过一大撮耳。以微寒之药,欲用一大撮扑灭寒温燎原之热,又何能有大效"。民国时期北京四大名医之一孔伯华也曾论述石膏:"一般皆认为其性大寒,实则石膏之性是凉而微寒"。石膏大寒之说,兴于唐宋,沿袭成风,习不细察,畏如虎狼,良可叹也。可见由于对药性认知的不一致,导致用药习惯的差异,并直接影响了临床治疗的效果。

对于同一味药,当文献出现不同的药性记载时,应结合临床实践确认其药性,以便正确认知和应用其药性。同时还应注意,同一味药古今记载其药性之所以有差异,还可能与品种演变有关,所以文献整理法,尚应与品种考证法结合,正确认识药性,以利合理用药。

总之,中药的药性是由药物作用于机体所发生的反应而概括得来的,源自于对药物临床疗效的观察,例如药性的寒热就是根据其所治疗疾病的寒热属性反向推论而得出的。在对药物的长期使用和观察总结中,由于药物生境不同、品种差别(名同种异)、患者体质等因素影响,临床对药性的认知有所变迁,并不是一成不变的。因此我们在学习中药药性的过程中,不要仅仅拘泥于课本或一家之言,而应该通过取类比象、功效分析、文献整理等多种途径、多种方法结合起来,客观地认识药性,从中找到学习、认知和应用中药药性的方法。

【复习思考题】

1. 如何运用象思维去发现新药源的药性?

2. 如何按照由功效推知药性的思维方法去分析现代药理实验结果对推动中药药性学发展的作用?

3. 如何将整理传统本草文献的药性与临床实践相结合去客观认识现今常用饮片的药性?

第二章 / 中药药性理论发展简史

在中医药学体系中，中医和中药是密不可分的整体，中药的认识、研究与应用必须以中医药理论特别是中药药性理论为指导，故有"医无药不能扬其术，药无医不能奏其效"之说。

中药药性理论是人们在长期的医疗实践中总结形成的，用以概括说明中药的基本属性和作用特征，是指导中药应用实践的基本理论。传统中药药性理论是在特定的环境条件和文化背景下形成的，具有突出的文化性、地域性和历史传承性。

中药药性理论是中医药理论体系的核心内容之一，有其独特的体系架构和思维模式，充分体现了中华传统文化的特质，是学习、研究和应用中药必须掌握的基本理论，也是中医药从业人员必备的专业基础知识。随着时代的进步、科技的发展以及医疗实践的不断丰富，人们对中药药性的认识也在逐渐加深，中药药性理论也不断得到充实、完善和提高。

本章通过对中药药性理论形成、发展与完善历程的简要概述，略其支属，理其总绪，目的是使学生了解中药药性形成的多源性与多途径，熟悉中药药性理论形成、发展的基本源流，为学习本教材中相关后续内容提供思路启发并奠定学术基础。

第一节 中药药性理论的初步形成（唐以前）

一、概述

中医药文献流传至今，存世数目众多，但专门阐述中药药性理论的专著却很少。对中药药性的记述，绝大多数散见于各种本草和综合性医学文献中。研究表明，中药药性理论的初步形成，最早可追溯到秦汉时期，是随着整个中医药理论的初步形成而产生的。

中药起源于原始时代祖先的觅食活动，认识药性必须以药物为基础。《说文解字》："药，治病草，从草，乐声"。"治病"应是对于药物性能初始的理解，也即对药性初始的认识。远古时期，我们的祖先在寻觅食物时，常会遇到一些动植物对人体产生各种效应，如发热或退热、便秘或腹泻、致痛或止痛、醒神或催眠等等，其中有中毒反应，也有药效反应。在长期的生活实践中，人们逐渐懂得了哪些动植物能充饥果腹、哪些能祛病强身、哪些会毒害人体，逐步积累了如何利用这些性能解除某些病痛的经验，进而逐渐形成了早期的中药药性知识。正如《史记》所言："神农氏以赭鞭鞭草木，始尝百草，始有医药"，并有《淮南子·修务训》记载的神农"尝百草之滋味、水泉之甘苦，令民知所避就，当此之时，一日而遇七十毒。"可以说，包括药性知识在内的古代医药知识的萌芽，是人们在生活实践、生产实践中反复观察、探索与验证的过程，也是"药食同源"的过程。

中药药性理论是古人在长期医疗实践中逐步积累完善而形成的。原始祖先的医药学知识，在春秋战国与汉唐之际发生了关键性的变化，出现了我国现存最早的中医学典籍《黄帝内经》，以及药学的奠基专著《神农本草经》，从而完成了古人对中药药性的认识从经验积累到科学理论的升华。

二、秦汉时期的主要成就

（一）《黄帝内经》

作为方书形式出现，早于《黄帝内经》的长沙马王堆医药帛书虽存药物247种，但未见论及药性的内容。现存最早的中医经典著作《黄帝内经》，是古代医家总结秦汉以前医疗经验的结晶，基本建立起中医理论体系。《黄帝内经》虽非药物学专著，也未提及"药性"一词，但其用朴素的理论和具象的描述讨论了众多药性内容，为中药药性理论的初步形成奠定了坚实的学术基础。书中所讨论的阴阳、气血、经络、藏象、补泻、升降，以及包含着天人相应、亢害承制等思维特点的基础理论，均是药性理论的基础。所涉及的五味、五臭、寒热、向位、脏腑苦欲补泻等药性内容，至今仍是药性理论的基本内容。

《汉书·艺文志·方技略》曰："经方者，本草石之寒温"，西汉刘向在总结先秦医方时，已认识到先古医方中的用药是基于药性的寒热。以上两点表明在我国秦汉以前，中药寒热温凉四气学说即已确立，并且用于指导医药实践。从现存相关文献来看，直接为中药四气理论创建提供基础的为《黄帝内经》。《黄帝内经》是我国现存最早的医学典籍，分《素问》《灵枢》两部分，《素问》重点论述了脏腑、经络、病因、病机、病证、诊法、治则等内容，《灵枢》除论述脏腑、病因、病机之外，重点阐述了经络、腧穴、针具、刺法等内容。《黄帝内经》虽非药性理论专著，亦无专篇论述药性，但书中所涉及的寒热、五味、归经、补泻等内容，至今仍是药性理论的基本内容。如《素问·至真要大论》记载："寒者热之，热者寒之""治寒以热，治热以寒""所谓寒热温凉，反从其病也"。《黄帝内经》受中国传统哲学和自然科学思想的影响，在认识上很大程度采用"援物比类"的方法，这种认识药物的思维方法沿用至今。人们在这种思想影响下将四季寒热温凉气候变化与药物的作用相联系，形成"四气"学说。《黄帝内经》还对药物气臭药性进行了论述，所谓气臭是指凭嗅觉可感知的药性。如《素问·金匮真言论》云："肝类草木，其臭臊；心类火，其臭焦；脾类土，其臭香；肺类金，其臭腥；肾类水，其臭腐。"后世许多医药学著作在探讨药物气臭药性时，多以此为本，变化之处主要是肝之气臭或为臊、或为膻。

五味指酸、苦、甘、辛、咸五种药味，既是对药物性能的抽象概括，又是部分药物真实滋味的具体标示。药味的产生或者说药味认知的依据，其药效是主要的甚至是决定性的，感觉是从属的。药物滋味不止五种，但酸苦甘辛咸是最基本的药味，所以仍称"五味"。五味的最早记载虽见于《尚书·洪范》之"润下作咸，炎上作苦，曲直作酸，从革作辛，稼穑作甘"，但对五味药性的最早描述则始于《黄帝内经》，如《素问·脏气法时论》记载："辛散、酸收、甘缓、苦坚、咸软"，简明概括了药味与功效的关系。《黄帝内经》对药物五味的描述为后世医家处方用药提供了理论依据，使得用药有所指归。《黄帝内经》把药味同阴阳、五行、天人相应、经络、藏象等理论结合起来，对药味理论作了深入的探讨，为后世将药味作为刚柔、升降、归经、引经药性的重要依据奠定了理论基础。

从某种角度来说，最早的药性记载是关于毒性的叙述。古有神农尝百草，"一日而遇

"七十毒"之说。毒,《说文解字》释为"厚也"。可见,"毒"字初为中性词,兼表善恶之义,随着语义逐渐变迁,毒字渐指恶厚而为贬义。历代本草谓药之毒,亦经历了由中性至贬义的发展过程,而非仅今"毒害"之义。《周礼·天官》云:"医师掌医之政令,聚毒药以供医事。"《素问·移精变气论》曰:"当今之世,必齐毒药攻其中,镵石针艾治其外也。"虽然有了"毒"的提出,但此处的"毒"主要是指药物偏性之强弱、缓烈,而非后世一些医家所说药物有毒无毒之"毒"性。《黄帝内经》把药物分为大毒、常毒、小毒、无毒四类,并明言药物作用于人体的效果与其毒之大小有密切的关系,故在临床用药时需要辨别毒性的大小。

升降浮沉理论源于《黄帝内经》,主要用以揭示药物的趋向性,是中药药性理论的重要内容之一。《素问·六微旨大论》云:"出入废则神机化灭,升降息则气立孤危。故非出入,则无以生长壮老已;非升降,则无以生长化收藏。是以升降出入,无器不有。"指出人体有自身升降出入系统,从而保证人体的生理功能得以正常运转,若人体升降出入系统发生紊乱可致疾病发生。同时,强调治疗疾病时应按照疾病的病位与病势对人体造成的影响来用药,目的是使人体的升降出入系统归于正常协调。

"归经"主要用来标明药物对人体特定部位的选择性,来源于《黄帝内经》的"五入""五走"等学说,是对药物作用向位属性的概括。在《黄帝内经》中,疾病的定位概念已经明确,针对药性定位的论述也较多。如《素问·宣明五气》谓:"五味所入,酸入肝,辛入肺,苦入心,咸入肾,甘入脾。是谓五入。"《灵枢·五味》曰:"五味各有所走,各有所病。"均比较明确地论述了药物选择性定向、定位的作用,而且用入、走、归等动词作为术语,其中的入、归都具有较明确的方向性含义。《黄帝内经》的这些内容,成为后世中药归经理论之渊薮。

(二)《神农本草经》

《神农本草经》约成书于东汉中晚期,是我国现存最早的本草学专著,系统总结了汉代以前的本草学成就。本书与《黄帝内经》一道,初步形成了中药药性理论的体系框架,其学术成就对后世中药学理论,特别是中药药性理论的发展影响巨大,标志着中药药性理论的初步建立。《神农本草经》最早提出"药性"一词,其在序例中说:"药性有宜丸者,宜散者,宜水煮者,宜酒渍者,宜膏煎者;亦有一物兼宜者;亦有不可入汤酒者,并随药性,不得违越"。

《神农本草经》明确提出中药四气五味、有毒无毒、七情配伍、剂型、服药制度、药性应用规律等一系列药性理论纲领,其成就主要包括以下几方面:①提出"药有酸咸甘苦辛五味,又有寒热温凉四气,及有毒无毒",正式将寒热温凉药性定名为"四气";②提出药物应用的基本规律为"疗寒以热药,疗热以寒药",成为后世临床用药的总则;③提出药物"七情合和"配伍学说,认为药物有单行者、有相须者、有相使者、有相畏者、有相恶者、有相反者、有相杀者,为后世遵循并沿用至今;④创立三品分类法,上品120种,一般为无毒或毒性较小的补养类药物,中品120种,有的有毒,有的无毒,多属于治病兼有补养作用的药物,下品125种,一般多有毒,主要是用于攻治疾病的药物。《神农本草经》在所列药物条下有四气、五味的相关记述,但没有一种药记载有"毒"。

(三)《伤寒杂病论》

西汉时期的医药学术水平处于较低状态,特别是药性理论方面,年代准确的传世著作,几乎没有。医圣张仲景所处的东汉时期,医学理论与实践有了长足的进步。张仲景所著《伤寒杂病论》被后世称为"方书之祖"。书中运用药物的炮制、配伍、剂量、制剂、服法等方法和理论,至今仍是中医临证用药的典范,也是药性理论的重要内容。其所载"肝之病,补用酸,助用焦苦,益用甘味之药以调之"的记述,是现存最早关于方剂组成的药性配伍理论,开创了方剂药性理论应用的先河。书中所总结和创立的六经辨证与脏腑辨证体系,对于后世药物功效范围的总结和归纳,起了很大的促进作用。尤其是其分经论治理论与方药的总结,是后世医家辨识药物归经的重要依据。《伤寒杂病论》还从临床角度对"七情"配伍用药理论进行了具体印证,创立了众多疗效突出的经典配伍组合,如相须、相使配伍的麻黄与桂枝、石膏与知母等,相畏、相杀配伍的半夏与生姜、附子与干姜等,相反配伍的甘遂与甘草、附子与半夏等,成为后人理解"七情"药性学说及其临床实践的范例。

（四）《名医别录》

《神农本草经》在流传中出现了各种文字有异的传本,同时,一批名医附经为说,将自己的药学新识,直接增补穿插在《神农本草经》传本中,即为《名医别录》。本书的主要贡献有:①载有芥菜归鼻,韭归心,葱归目,薤归骨,蒜归脾等记述,这是较早明确指出具体药物药性效应定向、定位的记载;②开始在多数药物项下记载七情配伍内容;③相对于《神农本草经》而言,新增了大寒、大温、大热三类四气属性描述,并对《神农本草经》中药物的四气属性作了较多的补充与修正;④各药均记载其"有毒""无毒",对药物毒性认识有了进一步深入与扩展。《名医别录》对《神农本草经》的厘定及补充,其重要意义不仅在于药性分类的精细化,而且集中体现了对临床辨证用药的指导意义。

三、魏晋南北朝时期的主要成就

（一）《吴普本草》

魏晋时期的《吴普本草》收集总结了九部前代本草,在《神农本草经》基础上有了明显的充实和发展。本书将东汉时期本草文献勾画出一个轮廓,药性内容相当丰富。书中各药项下对药性的描述较多,如四气、五味、毒性等。将有毒无毒作为基本药性内容,在具体药物条目下有所记载的,最早见于《吴普本草》。此后,历代本草在药物条目下,大多开列有毒无毒一项。七情理论虽由《神农本草经》首先提出,但其所列具体药物项下并未标注七情内容,直到《吴普本草》,部分药物开始标注七情内容,如"丹砂……畏磁石,恶咸水"。另外,还有形态、产地、采收、功效、主治等描述,但未见升降浮沉及归经的记载。《吴普本草》对药性的论述,从《神农本草经》的一药一性发展到一药多性说。本书还重视药物的配伍宜忌,具体涉及相须、相使、相畏、相恶、相杀等内容。这些论述来自临床实践,为制方时药物的据性合理使用提供了依据。

（二）《本草经集注》

《本草经集注》对《神农本草经》和《名医别录》等前代本草进行了全面整理,补充了晋室东渡后二百年左右的本草学术发展。陶弘景在《本草经集注·序录》中说:"药性一物,兼主十余病者,取其偏长为本。"此处"药性"所包含的具体内容比《神农本草经》丰富得多,已将药物与疗效有关的性质、性能一并概括为药性特征。陶氏本人的注文中阐述了大量药性理论见解,记载了性寒、性热、性冷、性滑、性利、性急、性烈等,涉及多种性质和属性,有所创见,在学术上极为宝贵。《本草经集注》的序录除注释、讨论《神农本草经·序例》原有内容外,增列产地、真伪、采收时月、称量标准、炮制大法、制剂制度、服药法度、诸病症主治药、服药忌食、药不宜入汤酒者以及七情配伍内容,使"序录"成为本草的总论,独具特色,自成体系,后世综合本草少有超出这一范围的。

《本草经集注》指出"药物甘苦之味可略,唯冷热须明",较早强调了掌握药物四气属性的重要性。对《神农本草经》"药有君臣佐使以相宣摄,合和宜用一君二臣五佐,又可一君三臣九佐也"的君药、臣药、佐药的概念,提出了自己的见解,指出"用药犹如立人之制,若多君少臣,多臣少佐,则势力不周故也。检世道诸方,而不必皆尔,养命之药则多君,养性之药则多臣,治病之药则多佐。"书中解释了《神农本草经》所论之"七情",以"各有所宜,共相宣发"论相须、相使;以"取其所畏,以相制耳"论相畏、相杀;以"性理不和,更以成患"论相恶、相反。又将七情药例抄出,后世本草多有引载。药性有毒无毒在《神农本草经》和后世本草文献中的含义不完全相同,《神农本草经》中并非专指毒的为害有无,而是泛指药性的强弱、急缓等,陶弘景在《本草经集注》中对此给予了明确阐述,指出"毒中又有轻重,如狼毒、钩吻,岂同附子、芫花辈耶?凡此之类,皆须量宜。"更多次讨论药性,如论丹参:"时人服多眼赤,故应性热,今云微寒,恐为谬矣。"本书还对部分有毒药物炮制进行了归纳总结。

（三）《药对》

南北朝时的徐之才所著《药对》在药性理论方面自成一派,颇具特色。该书亡佚较早,但其所记许多药性内容在《证类本草·诸病通用药》各病种中的"臣禹锡等谨按药对"项下得以保留,所列药物几乎均有药性记载。《药对》创新性地对《神农本草经》和《名医别录》中许多药物有争议的四气属性问题阐述了新的看法,具有重要的学术价值,其中部分药物四气属性的论述,对后世本草四气学术研究产生了深远影响。其记述性气不同主治时,并不是固定不变的,如藜芦,"微温,主嗽逆""寒,治蚀脓",这种情况在其他本草著作中并不多见。《药对》中多数药物注有君臣使,而无佐。书中所载"虚而客热,加地骨皮、白水黄芪;虚而冷,用陇西黄芪",可能是道地药性理论的最早示例。

四、隋唐时期的主要成就

唐代显庆四年(公元659年),由苏敬等人集体编纂的《新修本草》又称《唐本草》,对《本草经集注》中的注文以"谨案"形式作了订正,共413条,涉及药物的识别、形态、药味性质、药用部位、功用、产地等内容,包含了众多药性的讨论和订正。如《本草经集注》认为穬麦"性乃言热",《新修本草》则订正为"穬麦性寒,陶云性热,非也。"作为《新修本草》的补充,陈藏器精核物类,搜罗幽隐,订绳谬误,著《本草拾遗》,较《唐本草》新增药物近700种,在药性理论方面大胆创新,吸收新鲜事物。如"十剂"开创了针对方剂的功效分类,并对药物功效作了精练的概括;所附十一类毒品,也是一个创新。

甄权的《药性论》又称《药性本草》,是第一部以"药性"为名的本草著作,注重结合临床以论药,所载药物列述君臣佐使、七情、禁忌、五味、四性等药性内容,其中对君臣佐使及禁忌等论述最详,将药性之和厚者定为君,其次为臣为佐,有毒者多为使,少数药物条下有如"龙胆归心"等的归经络或脏腑记载。《药性论》将前期本草著作中一些认为无毒或有小毒的药物定为有毒或大毒,进一步明确了某些中药毒性的认识。本书的另一特色是对"七情"药性的重视和发展,书中有44味药物注明"亦可单用",是同时期及其前记载单行最多的本草著作;针对70味药物的七情配伍,提出了前代本草未曾记载的见解,其中有18味药物是首次记载。

《日华子本草》又称《日华子诸家本草》《大明本草》,该书对药性的记述及讨论也相当丰富。书中对药物的性味有新的认识及阐述,将药性分为温、暖、热、凉、冷、平六类。早在《神农本草经》已提出"寒热温凉"四气,但在其后的本草著作中,一直没有"凉"性药物这一记载,而在此书中却载有大量凉性药物,如"牛黄,凉"等。书中还对一些药物的性味进行了修订,如天麻,《名医别录》记载其性为平,《本草拾遗》为寒,本书则为暖。《日华子本草》还对七情配伍进行了增补,是继《本草经集注》以后,添加相关内容最多的本草著作,其中对药物的相恶、相畏、相杀记述较多,如黄芪恶白鲜皮等。

这一时期还出现了一批特色鲜明的本草著作。《唐六典·尚药奉御》提出中药"三性"说,言:"必辨其五味、三性、七情,然后为和合剂之节。"书中自注曰:"三性,谓寒、温、平。"唐末五代十国时期名医韩保升在《新修本草》基础上增补修订成《蜀本草》,总结本草中的七情畏恶药物,首次提出"十八反"之说,成为后世"本草明言十八反"的蓝本。孙思邈的《千金药方·食治》、孟诜的《食疗本草》、陈大良的《食性本草》等,根据饮食与药物的关系记述了众多药物的药性和功效。《千金方·食治》以药味为重点,五味之外,更兼滑、涩,常载兼味;《食疗本草》则转以性气为重点,在理论认识上是一个飞跃。

阿拉伯药商后裔李珣著《海药本草》,记述了主要来自海外的香味药物及功效。书中将众多外来药物赋予中药药性认知内容,对药性理论的认识达到相当高的水平,在七情配伍方面,如记补骨脂"恶甘草",芜荑"得诃子、豆蔻良"等;在炮炙方面,如载人参"用时,去其芦头,不去者吐人,慎之";在药引方面,如载肉豆蔻"凡痢,以白粥饮服佳;霍乱气并,以生姜汤服良"。郑虔的《胡本草》反映了北方少数民族及西域地区的用药情况。

对道地药材及产地、采收和炮制等方面的重视,是这一时期药性理论发展的重要特征。药求道地并非始自隋唐时期,《神农本草经》已有记载,如:"阴干、曝干、采治时月、至熟、土地所出、真伪、新陈,并各有法。"但是,真正成为制度或以准法规形式确定下来,有文字可考者,当自唐朝始。贞观元年,将全国依山川形势分为十三道,以道作为行政区域名称,自此始,道地之道,与此有关联。唐代道地药材的代表性记载在《千金翼方》卷一药录纂要篇。

小　结

秦汉时期,国家政权得到统一,政治的安定为包括本草学在内的科学文化发展提供了良好的外部环境。《黄帝内经》是古代医家总结战国以前医疗经验的结晶,内容十分丰富,基本确立了中医理论体系,也为中药药性理论的形成奠定了基础。现存最早的本草专著《神农本草经》集东汉以前本草学术之大成,系统、可靠地记载了前人的临床用药经验,其重要性堪与《黄帝内经》媲美,代表中药药性理论的初步形成,为汉以后历代本草药性学术的发展奠定了坚实基础。

三国两晋南北朝时期,社会再次处于战乱及分裂的局面,本草学发展受到很大影响。此时期不少医家或"附经为说",或自成新作,有药性记载的中药种类和范围有所增加,对中药药性理论的研究多数陈陈相因,进展不大,但针对七情理论的研究取得了明显进展。此期存世且有较大影响的涉及药性理论的文献,主要是南朝梁代陶弘景所著《本草经集注》,是魏晋之前本草学的又一次较全面总结,其药性学术思想对后世影响深远。

隋唐时期,本草药性学术得到较大的发展。唐政府修成《新修本草》,出现了首次由政府组织编写的药典性著作。名医陈藏器在此基础上补遗著《本草拾遗》,首创药物"十剂"之说。唐末五代韩保升在《新修本草》基础上增补修订成《蜀本草》,总结七情畏恶药物,首次提出"十八反"说。以上三部本草著作会同《药性论》《千金方》等文献,为后世中药药性理论继续发展奠定了良好基础。

第二节　中药药性理论的创新发展（宋金元）

一、概述

《四库全书总目提要》曰："儒之门户分于宋，医之门户分于金元。"宋金元时代是中药药性理论创新发展具有里程碑性质的时期。这一时期，医学流派纷呈，产生了很多学术观点，既丰富了中医理论体系，更充实了中药药性理论。随着本草学术研究范围的不断扩大，药性研究领域迅速拓展，众医家开始普遍重视中药药性理论的研究探讨，使得归经学说、升降浮沉学说等日渐成熟，极大地丰富和完善了中药药性理论体系。

两宋时期，由于官方的重视及雕版印刷术的广泛应用，医药文献的问世，远远超出前代。宋朝还设立校正医书局，校订刊行了包括本草著作在内的大量医书。金元时期，展开了医学领域的百家争鸣，学术气氛空前活跃，为中药药性理论的创新发展创造了良好条件。此时期药政管理也更加规范严格，借助行政手段来帮助调查和搜集全国范围内药物及用药新经验，成为本草学发展的趋势。这一时期官修本草有《开宝新详定本草》《开宝重定本草》《嘉祐补注本草》《本草图经》《政和本草》和《绍兴本草》等，官修本草共同的特点是大而全，对前期中药药性理论进行了充分总结。同时，众多非官修本草著作或非本草类著作也对中药药性理论进行了丰富与充实。

二、两宋时期的主要成就

（一）《证类本草》

唐慎微在《嘉祐本草》和《本草图经》的基础上，撰成《经史证类备急本草》（简称证类本草），对宋以前的本草学成就进行了系统总结，是北宋药学集大成之作。《证类本草》综合了《神农本草经》《本草经集注》《千金方》和《蜀本草》等书中关于有关"七情"的论述，在理论上虽未发挥，但着重对"七情药例"作了增补，新增药例35条，对原有196种药物中的55种增加了相畏、相恶的内容。历代本草所述之"诸病通用药"至《证类本草》亦趋于完备，书中在论述"诸病通用药"药性时，遵循"疗寒以热药、疗热以寒药"的治疗大法，重点论述四气，较少谈及五味。本书对中药毒性的记述十分丰富，在药性及功用中，分别以"有大毒""有毒""有小毒"和"微毒"等为描述语，对266种中药的毒性进行了说明。同时，为使有毒中药减毒增效，还从药材选取、炮制、配伍、服法等方面，列举了很多有效措施。书中专立"解百药及金石等毒例"一节，记载了众多毒药服用中毒后的解毒之物，所列如甘草汁等仍是后世常用的解毒药物。

（二）《本草衍义》

宋代寇宗奭的《本草衍义》是部独树一帜的药性理论著作，可视为北宋药性理论研究水平的标识。任应秋先生评价其对中药药性理论的贡献是"分四性""辨五味""补十剂"。其中，分四性指主张中药药性之"气"与"性"应予分论，提出"凡称气者，即是香臭之气；其寒热温凉，则是药之性"的观点。辨五味指对五味的生成机理和药性效用进行了明辨解说，认为五味的生成机理是"寒气坚，故其味可用以耎；热气耎，故其味可用以坚；风气散，故其味可用以收；燥气收，故其味可用以散；土者，冲气之所生，冲气则无所不和，故其味可用以缓。"认为五味的药性效用是"气坚则壮,故苦可以养气;脉瘉则和,故咸可以养脉;骨收则强,故酸可以养骨;筋散则不挛,故辛可以养筋;肉缓则不壅,故甘可以养肉。"补十剂指对陶弘景药有"宣、通、补、泄、轻、重、涩、滑、燥、湿"十种,补入寒热二种,开后世补充十剂理论之先河。《本草衍义》在论及"泽泻"时说:"张仲景八味丸用之者,亦不过引接桂附等归就肾经,别无它意",这是用"归某经"的别样记载。

(三)《圣济经》

宋代将理学思维引进医学研究领域,对药性理论的发展有很大的促进作用,而且延伸影响及于金元乃至明清。理学思维引进药性理论的代表作是《圣济经》。此书不是药性理论专书,却是现存以理学思维论医药理论最早、最具权威性的著作。全书列食颐、药理、审剂三篇主要讨论药性理论,其余各篇也散见有关药性内容,凡阴阳、五行、法象、气臭、性味、形质、七情、十剂、配伍、禁忌等均有所涉及。《圣济经》依据性味来解释药物的作用机理,对中药性味药性理论进行了完善。在《本草衍义》基础上进一步提出"气臭学说",认为"物有气臭,有性味,合之则一,离之则异,交取互用,以为虚实补泻之法",补充了性味学说理论。遵从"天之所赋,不离阴阳,形色自然,皆有法象"的思想,运用"援物比类"思维方法,依据形色、质地、习性等来解释药物的作用机理,进一步确立了中药法象药性理论。其于"药理篇"中说:"物生而后有象,象而后有滋……物物妙理,可得而推。"充分反映出当时的医药学者,着力于通过观察动植物之本性,来探究药物药性的特征和依据。在《圣济经》的影响下,"法象药理"在北宋后期开始盛行,至金元时期达到顶峰。

(四)其他本草著作

《开宝本草》在药性理论方面也有新内容,特别表现在对部分药物性能的逻辑推理方面。如记述蒺藜子时说:"《本经》云温,《别录》云寒。此药性宣通,久服不冷而无壅热,则其温也。"本书在"今注"中增列许多当代医药经验、习惯,极有参考价值。《嘉祐补注本草》于序例下对诸病通用药及七情部分作了大量补充。《大观本草》则更明确地指出药物因生长环境、气候条件、采收时节等外在因素的改变,可导致其药性发生变化。书中说:"窃以动植形生,因方舛性。春秋节变,感气殊功。离其本土,则质同而效异;乖于采摘,乃物是而时非"。

两宋时期药性理论发展的又一特点是药性歌诀的涌现,反映出某些药性理论已趋于成熟并得到广泛认可和应用。《宝庆本草折衷》记述《经验方》十九反歌诀,略其一诀,成为现存最早的"十八反歌诀"。最早汇集妊娠禁忌药的,当属宋朱端章《卫生家福产科备要》,以歌诀形式列出78种。元代以后,出现了一些以常用药为主要内容的简化歌诀,其中影响最大、流传最广的是《珍珠囊补遗药性赋》中记载的妊娠服药禁歌。

沈括《梦溪笔谈》中记载了大量北宋时期的科技知识,也包括药性理论的新认识,如针对归经含义的讨论,云:"凡所谓某物入肝、某物入肾之类,但气味到彼耳,凡质当能至彼哉?"论君臣佐使时,谓:"所谓君者,主此一方者,固无定物也。"这些论述在药性理论方面有其创见,对后世产生了重要影响。

三、金元时期的主要成就

(一)《注解伤寒论》

金代医家成无己对药性理论的发挥主要见于《注解伤寒论》和《伤寒明理论》。《注解伤寒论》虽非药学专著,但对药性理论研究具有重要价值,所论常为金元医家引述,是成氏借用《内经》及诸家药性之说,结合实际,用于对《伤寒论》方药的阐释。《伤寒明理论·药方论》本着"一物之内,气味兼有;一药之中,理性具焉"的思想,以方为纲,对20首方剂的组方药性和配伍进行了阐述,带动方剂药性理论研究进入到全新阶段。成无己运用五味、四气、七方、十剂、君臣佐使释方阐药,被后世尊为金元时期中药药性理论体系化的先行者。在其影响下,诸医家纷纷结合临床实践开展药性理论研究,刘完素、张元素、李东垣、王好古、朱丹溪等在五味理论方面异军突起,有许多新建树,"甘温除大热"说于此时提出,归经、引经、气味阴阳、升降浮沉等理论也都以味为重要基础而形成。缓慢发展近千年的药性理论以此为契机,形成重大飞跃,使金元时期的药性理论出现了蓬勃发展的新局面。

(二)《素问病机气宜保命集》

金元四大家之一刘完素突出热性病及其他病机为火、为热诸证应用寒凉药的认识,对寒凉温热药性及方剂配伍提出了新见解。《素问病机气宜保命集·本草论》集中反映了其药性观点,主要涉及形质、气味、有毒无毒、君臣佐使、七方、十剂等内容。刘氏重视气味厚薄理论,谓"是以治病之本,须明气味之厚薄,七方十剂之法也",将《素问》所论气味厚薄与具体药物相联系,用以说明药物的药性。刘完素还充分发挥《内经》气味阴阳学说之旨,提出了以"形、色、性、味、体"为基础的综合药性研究模式,虽然难免存在机械、刻板的弊端,但在当时仍极大地促进了中药药性理论的研究实践。

(三)《珍珠囊》和《医学启源》

易水学派开山张元素在药性理论方面以创新为特色,代表作为《珍珠囊》和《医学启源》等。《珍珠囊》是第一部确立归经药性概念,将零散的归经药性总结成为体系并作为药性记载的本草学著作。书中论及药物的气味、归经、引经、配伍、炮制、君臣佐使、功效等理论及其应用。所载113种药物中,有30余种谈到归经药性,正式将归经与四气、五味、毒性等列于一起,作为药性提出来。其后,王好古的《汤液本草》开始将归经理论全面应用到具体药物,使中药归经理论进一步得到充实。可见,金末元初时期,归经药性的认识已比较成熟,系统的归经理论业已形成。

张元素在药物归经的基础上,又根据某些药物对某经的特殊作用,首创引经报使学说。所谓"引经报使",是指有些药物不仅本身可以作用于某经,而且能引导其他药物进入该经而发挥治疗作用。其于《珍珠囊》中最早系统收载了众多引经报使药,但只作为疮肿治疗规范,谓:"苦寒以为君,甘寒以为债,大辛以解结为臣,通经以为使。"后来所谓的洁古引经报使药,即指"通经以为使"的具体用药。

张元素根据《内经》运气七篇中关于气机"升降浮沉"的理论,按照药物气味阴阳厚薄特性,对其调节人体脏腑气机升降出入功能加以概括,正式提出药物升降浮沉学说。这一学说把气机升降落实到脏腑体系之中,为升降浮沉药性理论的创新发展奠定了基础。《医学启源·用药备旨》论述了"气味厚薄寒热阴阳升降之图""药性要旨""用药升降浮沉补泻法"等内容,阐述了升降浮沉药性与其他药性间的关系。在其"药类法象"一节中,将105种常用药物用"升、浮、化、降、沉"系统分成五类论其功用。自此后,升降浮沉理论成为临床选药组方的基本用药原则之一。

张元素结合时、卦、象与其临床经验,通过对中药气味厚薄、寒热升降、四时用药、五脏补泻用药等进行阐发,逐步形成了以用药本四时、药性分阴阳、精练药物功效的归经学说和引经体系,建立了将人身法象与药性法象相联系的综合药性理论体系。对于张元素的学术成就,李时珍曾给予极高评价说:"深阐轩岐秘奥,参悟天人幽微……大扬医理,灵素之下,一人而已"。

(四)《东垣试效方》

李东垣进一步发扬张元素、刘完素的多种药性学说,其主要贡献是对综合药性理论的发展,其学术思想在罗谦甫所著的《东垣试效方》中记载较详。李东垣据刘完素见解,加以补充发挥,提出了药类法象的综合药性理论构想,认为药物的四气五味与天之阴阳、六淫、四气相应,与地之五行、五季的生长化收藏相应,又与阴阳、升降浮沉相属,结合气味厚薄、功效,将药物分为风升生、热浮长、湿化成、燥降收、寒沉藏五大类,创立了升阳散火和甘温除热等用药法度。一般认为升降浮沉理论是由张元素提出,李东垣发展了此理论。张元素将人身法象与药物法象相联系,用不同的药用部位阐述药物升降浮沉。张氏的这种学说后经李东垣进一步补充后更加完善。《汤液本草·东垣先生用药心法》中明确提出:"病在中焦与上焦者,用根;在下焦者,用梢,根升而梢降。大凡药根,有上中下。人身半已上,天之阳也,用头,在中焦用身,在身半以下,地之阴也,用梢。述类象形者也。"李东垣还在张元素的基础上总结形成了具有普遍适用性的"东垣报使药",对后世影响很大,特别是明清时期本草著作中所列举的引经药,大多以此作为基础。

(五)《汤液本草》

王好古对药性理论的研究首重气味,将四气、五味联系起来,区分不同"味"的寒热温凉,并列举辛寒、辛热、辛温、辛凉的代表药物,对临床用药具有重要指导意义。其代表作《汤液本草》收药二百余味,在气味阴阳、五脏苦欲补泻、药类法象及归经理论等方面进行了论述和发挥。《汤液本草》中各药小论形色、出产、采收,无图、无方,只以药性、功效为主,每药先列气味、有毒无毒、厚薄、阴阳、升降、归经、引经,然后分列各家见解。本书虽然内容不多,但格局新颖,且重视药性理论,沿袭了易水学派的药性理论观点。王好古《汤液本草》与罗谦甫《东垣试效方用药法象》一起,成为集易水学派本草药性学研究之大成者。

(六)其他本草著作

张从正《儒门事亲·卷十四》有"十八反"歌诀,是至今流传最广的十八反歌诀。《儒门事亲》七方十剂绳墨订一节,不只论七方、十剂,也包括其主要药性认识。朱丹溪深研理学,著《本草衍义补遗》,在论药时注意探求药物命名及功效义理,擅长据五行属性来判断药物的归经入脏及功效主治,明末江南许多医家,多认可并采用朱丹溪"五行药性"之说。《局方发挥》对于滥用辛香温热药者有重要警示作用,书中对于方剂组织、配伍等理论也有讨论。

小　结

宋金元时期,医家充分结合阴阳五行、五运六气、气味升降之理,建立"法象药理"研究模式。自《圣济经·药理》提出"物生而后有象,象而后有滋……物物妙理,可得而推";"天之所赋,不离阴阳,形色自然,皆有法象"等观点后,刘完素的《素问病机气宜保命集·本草论》、张元素的《医学启源》、王好古的《汤液本草·东垣先生药类法象》等,均是此类中药药性理论研究模式的继承者。

古代有"气生于味"和五味通过五脏转化之论,《神农本草经》在诸药条下不著气、性,独冠以味,如阿胶"味甘,平",黄连"味苦,寒"等,至宋代中叶,才提出"气"应改为"性",使气逐渐与味并称。金元时期开始在诸药条下先列性味,并且确立了"凡药之所用者,皆以气味为主"的思想,使四气在辨药性、述主治、论应用时跃居药性理论体系的首要地位。

此时期除了大型官修本草外,关于药性药理专述的本草著作也逐渐兴起,较有代表性的是北宋寇宗奭的《本草衍义》。该书主要依据自身临床经验,比较诸家之说,尤其结合《内经》《伤寒论》等名著论述药理,对后世本草学影响很大。张元素的《医学启源》主要结合《内经》理论,对药物归经、引经、升降浮沉、脏腑用药进行了精练而实用的概括,成为易水学派药性学术思想的集中体现。随后,《汤液本草·东垣先生药类法象》等篇,均切合临床实用,堪称继往开来。其他如刘河间的《素问病机气宜保命集·本草论》、朱丹溪的《本草衍义补遗》、王好古的《汤液本草》等都是这一时期有影响的本草药性学著作。总的看来,金元时期本草学特点与此时期医学理论特点风格相似,所选药物均来自临床常用药,所论药性均偏重临床实际应用,既继承《内经》药性理论,又进行大胆的创新发扬,使药性理论跨入一个崭新的阶段,对后世本草学,乃至整个中医药学理论及临床均产生了深远的影响。

第三节　中药药性理论的总结完善(明清及以后)

一、概述

明清时期,是本草著作大量涌现的阶段,也是中药药性理论总结完善的阶段,重视药性药理阐述成为此时期本草学的主流。明清医家将宋以前药学成就与金元医家依据《黄帝内经》倡导的气味厚薄、升降浮沉、归经引经诸说结合起来,并以临床实践为指导,使药性理论与临床应用密切联系,相互贯通,丰富和深化了药性理论的内涵及实用意义,标志着基于临床中药学的中药药性理论日趋成熟及完善。

这一时期,在尊经思想和考据学风的影响下,涌现出了以研究、阐释《神农本草经》为主的一系列本草著作,许多医家遵金元时期形成的"法象药理"研究模式,对中药药性理论进行整理研究,较著名的有张志聪的《本草崇原》、徐大椿的《神农本草经百种录》、陈修园的《神农本草经读》、张璐的《本经逢原》、邹澍的《本经疏证》和贾所学的《药品化义》等。

明清时期对于综合药性的认识小悉趋盛行。如《药品化义》创"药母"说,提出辨药八法,包括体、色、气、味、形、性、能、力八类药性,分为两个层次,认为当先"验其体、观其色、嗅其气、嚼其味",后"推其形、察其性、原其能、定其力",则药物的"厚薄、轻浊、缓急、躁静、平和、酷锐、走经、主治"等药性易知。

二、明代的主要成就

明代唯一一部大型官修本草《本草品汇精要》用"寒、热、温、凉、收、散、缓、坚、软"概括药性内容。药性理论方面,象数的内容明显减少,呈现出趋于务实的变化。其于"凡例"中特别指出:"今于各品之下,皆法东垣,详其阴阳,以辨升降浮沉之理";"各品之下,分生长收藏、气味浓薄,以明五行、五气所禀而生也。"突出反映了本书对于金元以来药性理论发展的总结。

陈嘉谟《本草蒙筌》在炮制对药物升降浮沉影响方面进行了深入研究,书中所论诸如"酒制升提、姜制发散、入盐走肾脏仍仗软坚、用醋注肝经且资住痛、童便制除劣性降下"等炮制大法,成为后世炮制影响药性之规矩。

李时珍《本草纲目》在对前人药性理论予以充分总结继承的基础上,进行了诸多创新研究。其综合贯通金元时期诸家药性所论,对升降浮沉理论进行了系统全面阐述。指出:从气味而论,"酸咸无升,甘辛无降,寒无浮,热无沉";就配伍而言,"升者引之以咸寒,则沉而直达下焦;沉者引之以酒,则浮而上至巅顶",故其云"升降在物,亦在人也。"在用药方面,指出须顺应四时变化,在升降浮沉理论的灵活应用上有新的概括。《本草纲目》总结历代本草中七情配伍药例,列出相须、相使、相畏、相恶、相反诸药约292条,在各药"气味"项内,列出七情配伍关系,采纳各家论述,抒以己见,可谓集大成者,为后人所尊崇。

明代医家还着重探讨了药物性能的重要性及其核心内容,使中药药性理论日臻完善。李中梓在《医宗必读》中指出:"寒热温凉,一匕之谬,覆水难收。"张志聪又指出:"不知其性而用之,则用之无本,窒碍难通。"《传忠录·卷之一·气味篇》开篇便指出:"药物众多,各一其性,宜否万殊,难以尽识。用者不得其要,未免多误";还讲到"用药之道无他也,惟在精其气味,识其阴阳,则药味虽多,可得其要矣。"均着重强调了药性理论对临床用药的重要性。

三、清代的主要成就

清代医药学家,对药性形成的机理进行了深入探讨。《温病条辨·草木各得一太极论》:"古来著本草者,皆逐论其气味性情,未尝总论夫形体之大纲,生长化收藏之运用,兹特补之。盖芦主生,干与枝叶主长,花主化,子主收,根主藏,木也;草则收藏皆在子。"表明药物不同部位与生长化收藏相对,以应不同性气功用。

高世栻在《医学真传·用药大略》中说:"天地有五运六气,人身亦有五运六气,而百卉草木,亦莫非五运六气""以药物之运气,合人身之运气而用之,斯为有本。"亦从不同角度对中药药性的形成机制进行了研究阐述。

此期诸医家还对药物的药性效应机制进行了研究。如徐大椿在《神农本草经百种录·上品》中指出:"入腹则知其性",其在丹砂条下指出:"丹砂,味甘,微寒。甘言味,寒言性,何以不言色与气?盖入口则知其味,入腹则知其性,若色与气,则在下文主治之中可推而知之也。"充分说明药性的确定,是在病人服药以后,以中医辨证为基础,从药物对所治疾病的病因、病性或症状性质的影响中得以认识的。

清代许多医家还从临床出发,对药性药理进行了多角度、多层次的精深探讨,以阐述中药药性形成的所以然。较有代表性的如汪昂的《本草备要》、黄宫绣的《本草求真》、卢之颐的《本草乘雅半偈》、杨时泰的《本草述钩元》、邹澍的《本经疏证》等。

众多医家还明确强调了掌握和运用中药药性理论的重要性。徐大椿《神农本草经百种录》中论述"四气"仅仅是药物功效的一种抽象概括,用药之时,既要深明药性寒热,又要洞悉具体功能,并且还应努力揭示性同而效殊的内在机制。高世栻认为对中药药性理论的掌握应重于功效,其于《医学真传》中说:"知药之性,则用之无穷,取之有本……不知其性,但言其用,是为逐末亡本。"

清代还出现了奇经的引经药,如《傅青主女科》中记载的易黄汤,谓"白果引入任脉之中,最为便捷。"将"归经"单列一项而全面应用者,始自清代沈金鳌的《要药分剂》。

清代部分医家开始注意到用药的安全性问题,重视药物毒性研究,对指导后世如何做到安全用药产生了一定影响。如凌奂著的《本草害利》，既强调药物的功效，也重视其毒性，其谓"凡药有利必有害，但知其利，不知其害，如冲锋于前，罔顾其后也"。

四、近现代的主要成就

凌一揆教授主编的《中药学》教材，颜正华教授主编的《中药学》教学参考书及《临床实用中药学》等，将性味、归经、功效、主治、应用等置于同等重要的位置，强调了中药功能药性研究的重要性，认为功能是药性产生和认识的基础与体现，本身即包含药性内容，是药性与临床应用联系的中心环节，是用药的主要依据，由于功能的纽带作用，才使"药性-功能-应用"形成一个有机整体。

当代学者侯士良教授认为，中药药性理论可以作如下分类概括：①抽象药性：如药性阴阳、五行、易理、运气（生成禀受、运气用药）等；②形性药性：如色、臭、气、味、形质、毒性等；③向位药性：如归经、卫气营血、升降浮沉等；④功能药性：主要是药物治疗作用的概括，如十剂以及其后的十二剂、十八剂、二十四剂等；⑤综合药性：如药类法象、用药法象、辨药八法等；⑥配伍药性：如七情、引经、药对等；⑦方剂药性：如君臣佐使、七方等；⑧制药药性：如宜丸、宜散、宜水煮等。

高晓山研究员主编的《中药药性论》将历代药性理论进行系统整理与总结，归纳为基础药性理论、采制应用药性理论和失传的古代药性理论。基础药性理论主要包括抽象药性理论、形性药性理论、向位药性理论、功能药性理论、综合药性理论、配伍药性理论和方剂药性理论等内容。采制应用药性理论主要包括采收、修制、制剂与剂型、服用等内容，该书具有划时代意义，对研究中药药性有较高的参考价值。

小　结

明清及以后，药性理论进入到丰富多彩的蓬勃发展阶段，名家辈出，著作众多，达到了空前规模。众医家充分继承前人经验和理论，在不断加深对中药药性的认识基础上，进一步深化研究，使中药药性理论从笼统的对治病功能的简单描述，逐步增加四气、五味、毒性、升降浮沉、归经等内容。可以说，中药药性学的发展过程，是始于《本经》，盛于宋元，完善于明清，最终形成了较为完整的理论体系。

中药药性是对中药性质与功能的高度概括，是中药临床应用的核心和基础，是中药区别于其他种类药物的根本特征和标志。历代医家在长期的医疗实践中，以传统中医理论为依据，根据药物的各种性质及所表现出来的治疗作用不断总结、充实、提高和完善，各种中药药性知识结合在一起，形成了内涵丰富的中药药性理论，成为中医药理论体系的重要组成部分，是学习、研究、运用和开发中药所必须掌握的基本理论知识。

必须指出的是，中药药性理论的形成与发展并不以人的主观意愿为转移，关键取决于是否经得起临床实践的检验。理论源于实践，由于临床实践经验总是在不断地增加、不断地积累，因此，原有的药性理论也是要被不断地修正、深化和升华的，中药药性理论所反映的药学规律将越来越趋近于本质。在药性理论发展的历史进程中，临床实践的能动性最强，最富有活力，是中药药性理论形成、发展的根本推动因素。

【复习思考题】

1. 何谓中药药性？
2.《黄帝内经》对中药药性学形成的贡献主要有哪些？
3.《神农本草经》是如何根据药性进行药物分类的？
4.《本草经集注》在药性理论方面有哪些创见？
5.《药性论》如何根据药性确定药物在方剂中做君药、臣药或使药使用？
6. 宋代寇宗奭如何区分中药四气与四性的基本概念？
7. 金元时期中药药性学发展的主要成就体现在哪些方面？
8. 明清时期对中药药性进行阐发的代表性本草著作有哪些？
9. 你如何在学习前人研究、应用药性的基础上，发展中药药性理论？

第三章 中药药性的哲学基础

中药药性理论是中医药学理论的重要组成部分,故其形成的哲学背景与中医学是同源的。了解中药药性理论形成的哲学背景,对于深入认识药性理论、合理应用中药药性是有裨益的。

第一节 阴阳学说与药性

一、阴阳的概念与特性

阴阳是指事物与现象相对、相反但又合和、统一的属性。阴阳的最初含义是指日光的向背而言,朝向日光为阳,背向日光为阴。后来不断引申,一般相对运动的、外向的、上升的、温热的、无形的、明亮的、兴奋的属于阳;相对静止的、内守的、下降的、寒冷的、有形的、晦暗的、抑制的属于阴。

事物的阴阳属性,都是相对的而不是绝对的。这种相对性,一方面表现为阴阳双方是通过比较而确定的,单一方面无法定阴阳,且随着比较的标准改变而改变;二是阴阳随着关系的变化而变化;三是阴阳具有无限可分性,阴中有阳,阳中有阴,阴阳中复有阴阳,《素问·金匮真言论》:"阴中有阳,阳中有阴"。

二、阴阳学说的内容

阴阳学说的基本内容一般包括五个方面:阴阳对立制约、阴阳互根互用、阴阳相互交感、阴阳消长平衡和阴阳相互转化。

(一)阴阳对立制约

阴阳对立是指自然界一切事物或现象都存在着相互对立的阴阳两个方面,如寒与热、水与火、上与下、动与静等。

阴阳制约,是指阴阳中的一方可抑制、约束与之相对立的另一方。如一年四季中的春、夏、秋、冬,有温、热、凉、寒气候的变化。春夏为阳,秋冬为阴,春夏之阳与秋冬之阴相对立,但它们又是相互制约的。夏季本来是阳热盛,但夏至以后,阴气渐次以生,用来制约火热的阳气;而冬季本来是阴寒盛,但冬至以后,阳气随之而复,用来制约严寒的阴。自然界由于阴阳的相互制约,使阴阳达到统一,维持相对的动态平衡。

(二)阴阳互根互用

阴阳互根互用指相互对立的阴阳两个方面,具有相互依存、相互为用的联系,任何一方不能脱离另一方而单独存在,且双方不断地资生、促进及作用于另一方。没有阴就无所谓阳,没有上就无所谓下,没有左就无所谓右。如《素问·阴阳应象大论》所云:"阴在内,阳之守也;

阳在外,阴之使也。"即物质的阴之所以能闭藏于体内,是由于阳气在外的固摄、镇守;阳气在外的温煦、防御,又是阴气之所役使。阴是产生功能阳的物质基础,阳是形成与稳定物质阴的保障。

（三）阴阳交感互藏

阴阳交感是指阴阳二气在运动中相互感应而交合,亦即互相发生作用。阴阳交感是宇宙万物赖以生成和变化的根源。阴阳互藏是指相互对立的阴阳双方中的任何一方都蕴含着另一方,即阳中有阴,阴中有阳。如味属阴,但味之厚者为阴中之阴,味之薄者为阴中之阳。即味道本属于阴性,但阴中再分阴阳,厚浊者属阴中之阴,淡薄者属阴中之阳。

（四）阴阳消长平衡

消,即减少;长,即增加。阴阳是运动变化的,不是固定不变的,阴长则阳消,阳长则阴消,但是阴阳在消长之中又维持着二者的相对平衡。如果消长变化失去了相对平衡,就出现了病态,即"阴胜则阳病,阳胜则阴病"。

（五）阴阳相互转化

阴阳相互转化是指对立的阴阳双方,在一定的条件下可以向各自相反的方向转化。如寒证与热证、虚证与实证、阴证与阳证的相互转化,故有"重阴必阳,重阳必阴"之说,即疾病原属阴寒偏胜,但当阴气亢盛到一定程度时,会出现阳的现象或向着阳的方向转化,反之亦然。即"寒极生热,热极生寒"。

三、药性的阴阳属性

病证分阴阳,药性亦分阴阳。明确药性的阴阳属性,方可以调理病证的阴阳变化。

（一）气味的阴阳属性

有形者为阳,无形者为阴。《内经》认为,味有形而为阴,气无形而为阳,故《素问·阴阳应象大论》明确提出"阳为气,阴为味",而四气、五味之内可以再分阴阳。四气即寒热温凉,其中温、热者为阳,寒、凉者为阴。五味即酸苦甘辛咸,此外还有淡味和涩味,淡味附于甘味,涩味附于酸味,其中辛、甘(淡)为阳,酸(涩)、苦、咸为阴。

四气五味之阴阳具有无限的可分性。天之与地,天为阳,地为阴。寒热温凉之四气,皆象于天,故四气属阳。其中气厚者为阳中之阳,气薄者为阳中之阴,气薄则发泄,气厚则发热。如附子、干姜,味甘温大热,为气厚者,属阳中之阴,具有温补、发热的作用;茯苓气味甘淡平,为气薄者,属阳中之阴,具有通利小便之作用。

酸苦甘辛咸之五味,皆象于地,故五味属阴。其中味厚者为阴中之阴,味薄者为阴中之阳,味厚则泄,薄则通。如大黄之苦,其味厚,故为阴中之阴,有泻下之功。茶之苦,其味薄,故为阴中之阳,能清利头目。

（二）升降浮沉的阴阳属性

升降浮沉指药物作用的趋向性,其中升、浮属阳,沉、降属阴。就药物而言,一般具有升阳发散、祛风散寒、涌吐、开窍等功效的药性都属升浮,具有泻下、清热、利水渗湿、重镇安神、潜阳息风、消积导滞、降逆止呕、收敛固涩、止咳平喘等功效的药性都属沉降。故《素问·阴阳应象大论》指出:"辛甘发散为阳,酸苦涌泄为阴"。

由于药性阴阳并没有准确的客观标准,尤其是气味厚薄、清浊、浓淡等,因而药性阴阳也是相对而言的。

四、基于阴阳学说的药性应用

疾病发生的根本原因是阴阳失调,治疗疾病,就要根据病证的阴阳偏盛偏衰情况,再依据药物的阴阳属性,选择相宜的药物,以调整阴阳失调状态,促使疾病痊愈。

(一)阴阳偏盛的用药

"盛",类胜,指邪气盛。阴阳偏盛所形成的病证常是实证,阳邪偏盛则为实热证,阴邪偏盛则为实寒证。治则是"实者泻之",即损其有余。治热证用寒凉性药,治寒证用温热性药,即"寒者热之,热者寒之"。如阴寒内盛,一般用附子、干姜等温性药温里散寒;实热内炽,一般用石膏、知母等寒性药清热泻火。

(二)阴阳偏衰的用药

阴阳偏衰所导致的病证有阴虚证、阳虚证等,阴虚则出现虚热证,阳虚则出现虚寒证。治则是"虚者补之",即补其不足。阴虚者予以滋阴,阳虚者予以补阳,阴阳两虚则阴阳并补。正如王冰对于《素问·至真要大论》注文所言:"壮水之主,以制阳光;益火之源,以消阴翳"。如肾阴虚,用女贞子、熟地黄等滋补肾阴,以壮水之主;如肾阳虚,用鹿茸、肉桂等补益肾阳,以益火之源。

阴阳二者相互对立,又相互依存、互为根本,任何一方都不能脱离另一方而单独存在,即阴中有阳,阳中有阴。善补阳者,必于阴中求阳,使阳得阴助而生化无穷。善补阴者,必于阳中求阴,使阴得阳助而泉源不竭。这一理论在方药配伍中得到广泛应用,如补壮肾阳的右归丸中,用附子、肉桂、鹿角胶以补肾中之元阳,同时考虑阳气的化生必以阴精为物质基础,故又配伍熟地黄、山茱萸、山药等滋补肾阴,为化生阳气提供物质基础,以期达到补阳效果。

(三)顺应四时阴阳的用药

一年四季,春生夏长秋收冬藏,春夏为阳,秋冬为阴。中医用药,需要顺应四时阴阳之更替,促使患者顺四时而适寒暑。《寿亲养老新书·春时摄养第九》:"春属木,主发生。宜戒杀,茂于恩惠,以顺生气。……当春之时,其饮食之味,宜减酸、益甘。"春季属阳,万物主升发,人气亦升发。酸主收敛,春季多食酸味,恐不利于人气之升发,故春季宜减少酸味的摄入。甘味属土,能健脾,春季益甘,是说春季适当多食甘味品物,可防止春季肝木升发太过克乘脾土的副作用,能防患于未然。

夏季为阳中之阳,主长养万物。《寿亲养老新书·夏时摄养第十》:"夏时属火,主于长养。……当夏之时,宜减苦、增辛,以养肺气。"夏季阳气外浮,阳气浮于外则不足于内,故夏季多见腹泻等内寒现象,并有"外阳而内阴"之说。苦味属阴,夏季减少苦味,以免苦味之阴加重体内之内寒。夏季属火,火克金,恐伤及肺金,故该季节宜适当多食用辛味药物或食物以养肺气。

秋季为阴中之阳,主肃降。《寿亲养老新书·秋时摄养第十一》:"秋属金,主于肃杀。……当秋之时,其饮食之味,宜减辛、增酸,以养肝气。"秋时,天气降而收,凄风惨雨,草木黄落。辛味主发散,故应少食辛味之品,以便顺应秋季之降令。辛属金,酸属木,金克木,秋季之降,需要防止肃降太过而克伤肝木之性,故秋季应适当增食酸味以养肝。

冬季主闭藏,属阴中之阴。《寿亲养老新书·冬时摄养第十二》:"冬属水,主于敛藏。冬,肾气旺,属水,味属咸。水克火,火属心,心主苦。当冬之时,其饮食之味,宜减咸而增苦,以养心气。"冬季水冰地坼，万物闭藏，咸味能软坚散结，故当少食咸味，以顺应季节的"养藏"之气。冬季寒邪在外，迫使阳气内敛，故该季节有"外阴而内阳"之象，人体容易"上火"，此时用药，需要注意用苦味以清内热。

李时珍在《本草纲目·第一卷》的"四时用药例"中也阐述道："春省酸增甘以养脾气，夏省苦增辛以养肺气，长夏省甘增咸以养肾气，秋省辛增酸以养肝气，冬省咸增苦以养心气。此既不伐天和，而又防其太过，所以体天地之大德也。昧者舍本从标，春用辛凉以伐木，夏用咸寒以抑火，秋用苦温以泄金，冬用辛热以涸水，谓之时药，殊背《素问》逆顺之理。以夏月伏阴，冬月伏阳，推之可知矣。"现今我们根据四时阴阳以用药，顺应自然之理，此为常法，但用药时又当结合具体病证，权宜变通，不可过于拘泥。

（四）顺应昼夜阴阳的用药

昼为阳，夜为阴。昼夜阴阳的交替，用药当顺其大自然之阴阳变换，使人的气血阴阳与自然相随，病则无由以生。温热药适宜昼服，药物能够得到自然界阳气的帮助而发挥较好的补阳散寒作用。寒凉药适宜夜服，药物能够得到自然界阴气的帮助而发挥较好的清热补阴作用。金匮肾气丸与六味地黄丸分别是补益肾气、补益肾阴的代表性方药，叶天士《医案》曾用金匮肾气丸晨服以补肾阳，六味地黄丸晚服以补肾阴，颇值得借鉴。由于夜间属阴，入夜则万物沉静，人体气血亦随之而趋静，如果长期在夜间服用温热性药物，恐有搅扰气血、致生疾病之虞。谚有"半夜食生姜，其毒赛砒霜"之说，不无道理。

五、基于阴阳学说的药性配伍

药物发挥作用是通过药性的寒热温凉、升降浮沉等在体内互相作用，调整体内阴阳，使"阴消阳长，阳长阴消"，最终达到"阴平阳秘"的。而阴阳的相互交感、对立制约、互根互用、消长平衡和相互转化关系，在方剂配伍中得以体现。

（一）基于阴阳对立制约的药性配伍

方剂乌梅丸组成有乌梅、人参、当归、干姜、附子、桂枝、细辛、川椒、黄连、黄柏等，主治寒热错杂、厥热胜负之蛔厥证。该方用干姜、附子、桂枝、细辛、川椒辛热以散寒，用黄连、黄柏苦寒以清热。《绛雪园古方选注·和剂》根据阴阳对立制约的关系，解释此方谓：用苦寒之"连柏监制五者之辛热"，五辛即椒、辛、附、姜、桂，这五味药均有燥热之性，此方用阴以制阳，以寒凉药监制温热药，使燥热不伤阴，并达到寒热并治之目的。

银翘散是治疗风温病的代表方，属于辛凉平剂。其组成有金银花、连翘、芦根、牛蒡子、薄荷、淡豆豉、桔梗、甘草、荆芥穗等。该方以辛凉之品为主，但凉药有凉遏之弊，过用则可能冰伏邪气，妨碍表邪的发越。方中的荆芥穗味辛，性微温，用此一味辛温之品，可以监制大队辛凉之药，以免其困阻风热之邪，且能加强全方透散之力。此即用阳制阴之义。

升浮为阳，沉降为阴。升浮与沉降之间相互制约，亦即阴阳互制之意。小青龙汤的组成有麻黄与五味子二药，麻黄辛温，性主发散，五味子酸温，性主收敛。二药配伍，一散一敛，一开一阖，麻黄之散不致耗散正气，五味子收敛不致闭门留寇，从而恢复"肺喜开阖"的生理特性。此亦阴阳互制之用。

（二）基于阴阳互根互用的药性配伍

阴阳学说认为，阴根于阳。黄芪补气属阳，当归补血属阴。当归补血汤的组成为黄芪五份、当归一份(五倍黄芪归一份)。其主要作用是补气养血。方中重用黄芪,大补脾肺之气,以资气血生化之源。辅以当归,养血和营,二药相伍,一气一血,一阴一阳,使气旺血长,阳生阴长,阴长则血得补,故曰补血汤。当归补血汤的配伍体现了阴根于阳的中医理论。

阴阳学说还认为,阳根于阴。肾气丸是补益肾气的名方。方中附子大辛大热,温阳补火;桂枝辛甘而温,温通阳气,二药相合,补肾阳,助气化,共为君药。肾为水火之脏,内舍真阴真阳,阳气无阴则不化生,明代医家张景岳谓:"善补阳者,必于阴中求阳,则阳得阴助而生化无穷。"肾气丸重用干地黄滋阴补肾填精,配伍山茱萸、山药补肝养脾益精,同为臣药。方中桂、附各一两,地黄八两,山药、山茱萸各四两,君臣药合用,君药用量甚小,但取其"阳根于阴"之理,全方可以助阳之弱以化水,滋阴之虚以生气,使肾阳振奋,气化复常,则肾气得益,故名肾气丸。

（三）基于阴阳消长转化的药性配伍

《丹溪心法》载左金丸主治肝火犯胃证,由黄连、吴茱萸两味药组成,黄连苦寒、吴茱萸辛热,黄连用量是吴茱萸的6倍,故左金丸功效清肝泻火,以治热证为主。《圣济总录·中暍门》载甘露散由黄连一两、吴茱萸半两组成,主治暑气。黄连用量是吴茱萸的2倍,故此方功效清心火,消暑气,仍以治热证为主。《太平圣惠方·治水泻诸方》载茱萸丸由吴茱萸、黄连等量组成,治疗水泻不止。茱萸丸二味药寒热药性相反、剂量相等,故治疗的水泻不止无明显寒热表象者。而反左金丸则出自《施今墨对药》,颠倒黄连、吴茱萸的用量,吴茱萸6倍于黄连,主治胃寒证。可见,随着寒性药黄连与热性药吴茱萸剂量的变化,方剂的总体寒热药性也在变化,方剂的阴阳属性随之也在不断变化。左金丸、甘露散、茱萸丸、反左金丸中黄连与吴茱萸的剂量比例分别是6∶1、2∶1、1∶1、1∶6,随着黄连的比例不断减小,吴茱萸的比例不断增大,方剂的功能由清热转变为祛寒。从黄连与吴茱萸配伍,各自的剂量变化,与全方药性的联系来看,药性的寒热消长变化与阴阳的消长转化是同理的。

第二节　五行学说与药性

一、五行的概念与特性

五行即木、火、土、金、水五种物质及其运动变化。作为哲学概念,"五行"主要指"五性",即五种物质的润下、炎上、曲直、从革、稼穑等基本功能属性。具体而言,水,表示具有润下、寒冷属性及功能的事物或现象;火,表示具有炎热、向上属性及功能的事物或现象;木,表示具有升发、调达、曲直属性及功能的事物或现象;金,表示具有清静、肃杀、从革属性及功能的事物或现象;土,表示具有生养、化育属性及功能的事物或现象。

五行特性常用来表示事物之间的排列次序、相互关系、变化过程。

二、五行的关系

五行之间具有相生、相克、相乘、相侮的关系。

五行相生：生即资生、助长、促进之意。指木、火、土、金、水之间存在着有序的相互资生、助长和促进关系。五行相生规律是木生火，火生土，土生金，金生水，水生木，如此循环不已。

五行相克：克有克制、抑制、制约之意。指木、火、土、金、水之间存在着有序的克制、制约关系。五行相克规律是木克土、土克水、水克火、火克金、金克木，如此互相制约。

五行制化：制，即制约、克制；化，即化生、变化。指五行之间相互生化、制约，以维持事物与现象之间的平衡协调关系。制化关系，是五行生克关系的相互结合。如木克土、土生金、金克木等。

五行相乘：乘，凌也，即欺负之意。指五行中某一行对其所胜一行的过度克制。五行相乘的次序与相克是相同的，即木乘土、土乘水、水乘火、火乘金、金乘木。

五行相侮：侮，即欺侮、欺凌。是指五行中某一行对其所不胜一行的反向克制，即反克。五行相侮的次序是：木侮金，金侮火，火侮水，水侮土，土侮木。

三、五味、五臭与五行的关系

（一）五味的五行归属

药性理论中最能体现五行关系的当属五味，五味与五行之间具有对应关系。《四圣心源·卷一》：“木曰曲直，曲直作酸。火曰炎上，炎上作苦。金曰从革，从革作辛。水曰润下，润下作咸。土爱稼穑，稼穑作甘。”即酸味属于木，苦味属于火，甘味属于土，辛味属于金，咸味属于水。

（二）五味与五脏的关系

《素问·宣明五气篇》：“五味所入：酸入肝，辛入肺，苦入心，咸入肾，甘入脾，是为五入。”《灵枢·五味》：“五味各走其所喜，谷味酸，先走肝；谷味苦，先走心；谷味甘，先走脾；谷味辛，先走肺；谷味咸，先走肾。”经文明确提出了五味与五脏的关系，也是中药归经药性的较早记载。

（三）五味之间的关系

五行具有生克乘侮的关系，五味之间也存在着相互制约的关系，即相克、相乘。《素问·阴阳应象大论》：“酸伤筋，辛胜酸。……苦伤气，咸胜苦。……甘伤肉，酸胜甘。……辛伤皮毛，苦胜辛。……咸伤血，甘胜咸。”这里的胜，即克、乘之意。酸属木，与肝相应，肝在体合筋。辛属金，金克木，故过食酸则伤筋，辛味可以减轻酸味伤筋的副作用。苦属火，咸属水，水克火，过食苦则败胃伤气，咸味可以减轻苦味伤气的副作用。甘属土，与脾相应，脾在体合肉。酸属木，木克土，故过食甘则伤肉，酸味可以减轻甘味伤肉的副作用。辛属金，与肺相应，肺在体合皮毛。苦属火，火克金，故过食辛辣则伤皮毛，苦味可以减轻辛味伤皮毛的副作用。咸属水，甘属土，土克水，过食咸味则伤血，甘味可以减轻咸味伤血的副作用。五味之间的相克理论，对于临床用药有指导意义，如皮肤病食辛辣则发作或加重者，临床用药应注意使用苦味药治疗，苦参味苦就是临床常用的防治皮肤病的药物。

（四）中药气臭的五行归属

中药尚有嗅之而知的香、臭、腥、臊、腐五气，这与五味是有区别的。五臭也与五行有联系，并与五脏、五味之间存在对应关系，其中，香气与甘味对应，同属五行之“土”，入走脾经。焦气与苦味对应，同属五行之“火”，入走心经。腥气与辛味对应，同属五行之“金”，入走肺经。

臊气与酸味对应,同属五行之"木",入走肝经。腐气与咸味对应,同属五行之"水",入走肾经。如佩兰气芳香,入脾经,化湿醒脾;鱼腥草气腥,入肺经,清肺热、治肺痈等。中药的气臭是药物散发出来的,是具有物质基础与性能特点的,故中药药性的现代研究与临床应用需要注意及此。

四、基于五行学说的药性应用

(一)五味调理五脏

五味与五行相应,五脏与五行相互关联,故五味通过五行的联属,可以对五脏发挥调理作用。临床可根据五脏精气亏虚,分别补之以本脏之味。《灵枢·五味》:"脾病者,宜食粳米饭、牛肉、枣、葵;心病者,宜食麦、羊肉、杏、薤;肾病者,宜食大豆黄卷、猪肉、栗、藿;肝病者,宜食麻、犬肉、李、韭;肺病者,宜食黄黍、鸡肉、桃、葱"。甘入脾,"粳米饭、牛肉、枣、葵皆甘",故主治脾病。苦入心,"麦、羊肉、杏、薤皆苦",故主治心病。咸入肾,"大豆黄卷、猪肉、栗、藿皆咸"故主治肾病。酸入肝,"麻、犬肉、李、韭皆酸",故主治肝病。辛入肺,"黄黍、鸡肉、桃、葱皆辛",故主治肺病。

《素问·脏气法时论》指出五味的作用是"辛散,酸收,甘缓,苦坚,咸软",可以分别调理五脏不同的病证。如"肝苦急,急食甘以缓之",肝病筋脉拘急,需要用甘味缓其急。"心苦缓,急食酸以收之",过喜则气缓不收,故用酸味药以收之。"脾苦湿,急食苦以燥之",脾病运化障碍,湿邪停聚,故用苦味以燥湿。"肺苦气上逆,急食苦以降之",肺主肃降,肺失肃降,故用苦味以降肺气。"肾苦燥,急食辛以润之,开腠理,致津液,通气也",肾的气化功能失常,水液停聚,津液输布障碍,部分组织失于津液润养而干燥,故用辛味药辛散以通气机,气行则津行而燥象缓解。

(二)基于五行相生关系的药物应用

木火土金水五行相生,根据五行相生规律来治疗疾病,其基本原则是补母与泻子,即如《难经·六十九难》所言:"虚则补其母,实则泻其子"。"虚则补其母"是指当某脏虚衰时,除直接补益该脏外,还应注意补益其母脏,使母能生子,从而促使患病脏腑尽快得到的恢复。如肝的阴血不足,除用酸味补肝药如山茱萸、酸枣仁外,还可以用熟地黄、何首乌等补肾益精,通过"水生木"的"补其母"之办法来补益肝脏。

麦门冬汤是治疗虚热肺痿的代表方,肺痿的病位在肺,但方中除用麦冬补益肺阴外,尚根据土生金的理论,使用了人参、粳米、大枣、甘草益气养胃,令胃津充足,自能上归于肺,此为"培土生金"之法,此方通过补脾胃来益肺金,是"虚则补其母"的代表方剂之一。

"实则泻其子",指用泻子脏的方法达到泻母脏的目的。肝木生心火,肝木是母,心火是子,如果出现肝火亢盛证,不仅用龙胆草等泻肝火,而且用栀子泻肝木所生之心火(栀子泻心火),从而使肝火得以清解,如龙胆泻肝丸中用龙胆草配伍栀子以清泻肝火。

(三)基于五行乘侮关系的药物应用

五行乘侮即相乘、相侮关系。五行之间存在着相克关系,但由于相克的"太过"和"不及",可出现相乘、相侮等异常变化,临床用药,应据此而进行抑强和扶弱,平衡五行之间的关系。如肝气横逆,乘脾犯胃,出现肝脾不和证,此为木旺乘土,应以疏肝平肝为主,抑制肝旺,制其强盛,并根据肝气盛则乘脾土的关系,应同时使用健脾药,即《金匮要略》所言"见肝之病,当先实脾"之训。痛泻要方主治脾虚肝郁之痛泻证(腹痛则泻,泻后痛缓),该证系由土虚木乘,肝脾不和,脾运失常所致。该方用白芍柔肝抑木,使木不乘土,白术补脾扶土,使土不受木乘,共奏补脾抑肝止泻的功效。

五行学说认为,火克金,金克木,木克土。左金丸由黄连、吴茱萸组成,二者比例为6∶1。其中黄连为主,该药长于清心火,心火清则肺金免于被火克。肺金不受火的克乘,则足以克制肝木。肝木被克制,则无力克乘脾胃之土。脾胃之土不被克制,则肝胃不和之呕吐、吞酸、嘈杂、胃脘痞闷等脾胃症状得以缓解。由于该方适应证是肝木克乘脾土,病本在肝,治疗时如何抑制肝木是关键。组方利用中医药学的五行关系,用黄连为君药,清心火以保护肺金,使肺金清肃有力,继而抑制肝木。全方清火保金,可以制木和胃。此方不曰抑肝和胃丸,而曰左金丸者,因为左者,《说文解字》中注释为:"手助手,是曰左",左即帮助的意思,故左金丸就是帮助肺金抑制肝木的方剂,故曰左金丸,其方名就体现了五行间的相互关系。

金能克木,金与木二行,不论是金太弱或是木过强,均可导致"木侮金"。肝属木,肺属金,肝火亢盛,刑伤肺金,出现木火刑金之咳嗽、咯血、胁痛、急躁易怒等。黛蛤散主治肝火犯肺(木火刑金)之咳嗽证。治疗需要清金制木,方中用青黛清泻肝火,使木火得以清泄而不刑伤肺金。方中用海蛤壳者,清肺止咳。两药合用,肝肺并治,火金两清。此病是由相侮而得,此方是利用五行相侮关系而遣药组方施治的。

(四)基于五行关系的五味配伍

《金匮要略·脏腑经络先后病脉证》:"夫肝之病,补用酸,助用焦苦,益用甘味之药调之。酸入肝,焦苦入心,甘入脾。脾能伤肾,肾气微弱,则水不行,水不行,则心火气盛,则伤肺;肺被伤,则金气不行;金气不行,则肝气盛。故实脾,则肝自愈。此治肝补脾之要妙也。肝虚则用此法,实则不在用之。"就是说,肝虚证用药的五味配伍是:酸、苦、甘并用。经文中对于配伍甘味药的机理给予了详细说明,这是五行理论指导药性应用的范例。医圣张仲景尚谓,不独肝病如此,其他疾病的用药亦当按照五行关系进行五味配伍,故曰"余脏准此"。

(五)基于五行关系的五味禁忌

五行之间,相互制约,机体发生疾病需要用药时,应考虑到疾病的五行属性与五味的五行属性两者之间的关联性,避免五味使用不当而加重疾病。《灵枢·五味》记载:"肝病禁辛,心病禁咸,脾病禁酸,肾病禁甘,肺病禁苦。"就是说,肝病属木病,金克木,故不宜用属金的辛味药。心病属火病,水克火,故不宜用属水的咸味药。脾病属土病,木克土,故不宜用属木的酸味药。肾病属水病,土克水,故不宜用属土的甘味药。肺病属金病,火克金,故不宜用属火的苦味药。可资参考。

综上,阴阳学说以对立互根、消长转化为基本观点,说明四气、五味、升降浮沉的归属、功能及应用。五行学说以五行归类及生克制化的关系,说明五味的五行属性及药性配伍。可见,阴阳、五行学说作为中医药理论的基础,渗透在药性理论中,成为药性理论形成的哲学基础,故在倡导中医药现代化的今天,不论是进行药性理论的基础研究,还是实验研究、临床应用,都应以阴阳、五行学说为纲,坚定其指导作用,推动药性理论的进一步发展与创新。

【复习思考题】

1. 中药药性的阴阳属性怎样划分?
2. 如何根据阴阳学说的基本理论合理运用中药药性?
3. 如何根据阴阳对立制约关系进行药性配伍?
4. 如何根据阴阳互根互用理论进行药性配伍?
5. 五味之间的生克关系有哪些?
6. 举例说明怎样根据五味的生克关系进行药性配伍。
7. 试述中药文化的特征与实用价值。

第四章 / 中药药性与中医学的关系

中医学与中药学息息相关,中医学的理论可以通过中药的应用去验证及说明,反过来,中药的应用需要由中医理论的指导,所以中药药性的发现、中药药性理论的形成也与中医学有着密切的关系。

第一节 脏腑特性与药性应用

脏腑学说是中医学基本理论的主要内容之一,是研究以脏腑的生理功能及病理特点为核心,结合脏腑与形体、诸窍的关系,以及脏腑与自然界关系为主的理论体系。其中脏腑的特性体现了该系统在生理、病理方面的基本规律及特点,与疾病的发生发展、预防治疗有密切关系。药性与脏腑特性的对应关系,直接影响药物的疗效,也是辨证施治,合理用药的关键之一。

一、肝的生理特性与药性应用

肝属木,通于春。木有生长、升发、舒畅条达的特性,肝喜条达而恶抑郁,有疏通气血、调畅情志的功能。为加强肝的升发之性,促使其条达,需要用行散的辛味药(疏肝理气)。如果要防止肝的升发太过,就要用收敛的酸味药。一般认为,帮助肝的疏泄功能的药性,称之为"补肝",抑制肝的疏泄功能的药性,称之为"泻肝"。所以张元素《医学启源·卷之上》谓:肝"补以细辛之辛,泻以芍药之酸"。《医学启源·卷之上》:"肝欲散,急食辛以散之,川芎",后世的柴胡疏肝散中使用辛散的柴胡、川芎等药,旨在恢复肝主疏泄的生理特性。

肝体阴用阳,性属刚脏,为将军之官。肝疏泄太过,则急躁易怒,并可克乘脾胃。甘味能缓急、和中健脾,故治肝病之急躁,当用甘味药缓其急。正如《素问·脏气法时论》所说:"肝苦急,急食甘以缓之。"甘草是常用的缓解"肝急"的药物,如甘麦大枣汤由甘草、小麦、大枣三味药组成,此三味药都属甘味药,主治脏躁病。

肝、胆与春季相应,春季气候温和,万物滋荣,故使用药物时,在四性方面要考虑用温性药以顺应"春温"之气,促进肝胆发挥正常的生长、升发功能。如果用凉性药,因凉性主收敛,妨碍肝胆之升发功能。故王好古《汤液本草·卷上》云:"肝、胆:味辛补酸泻,气温补凉泻"。王氏言简意赅,对临床如何根据肝的特性而合理选用不同药性的药物以防治疾病,具有指导意义。

二、心的生理特性与药性应用

心属火,通于夏。火有温热向上的特性,心阳具有温煦之功。阴阳是对立的,是相互制约的,上焦阳气不足,可能与下焦水湿盛有关。根据五行中水能制火的原理,欲扶上焦阳气,可以利水湿,使水少不能制火,而阳气自旺。泽泻有利水作用,《医学启源·卷之上》:心"补以泽泻之咸"。张元素主张用咸味的泽泻,利水以益心火,应是基于中医药五行学说理论的。如果心火的温热向上太过,就需要抑制之,甘味具有缓急作用,可以缓和"温热"升发太过之性,故《医学启源·卷之上》谓:心"实则甘草泻之"。若心火过亢,耗伤阴液,则需要泻南补北,一方面清心火,另一方面补肾水。如黄连阿胶汤主治肾阴虚、心火亢盛之心中烦、不得卧者,此方重用黄连清心火,又用阿胶补肾阴。阿胶补肾阴,水属阴,即五行学说的水能克火之机理。

夏季炎热,河水流溢,人体则腠理开泄,易于出汗,致精神疲惫,需要用酸味药收敛之,《素问·脏气法时论》提出:"心苦缓,急食酸以收之。"《医学启源·卷之上》指出:"以五味子之酸以收之。"《本草纲目·第十八卷》:"五六月宜常服五味子汤"。

夏季植物枝叶繁茂,需要环境的宽柔,不欲局促、内敛。心与夏气相通,故《医学启源·卷之上》云:"心欲软,软以芒硝之咸"。桃核承气汤主治蓄血证,败血攻心则其人表现为如狂或发狂,此方用咸寒的芒硝软坚攻下,排出下焦蓄血,使神不受败血之扰而神志安宁。

心、小肠与夏季相应,夏季气候炎热,万物茂盛,养生当"夜卧早起,勿厌于日,……若所爱在外"。用药以补养心、小肠时,亦当勿厌于热性药,以顺应夏季"炎热"之气,促进心与小肠发挥正常的生理功能。如果用寒性药,则抑制火脏火腑(心、小肠)的生理特性。故《汤液本草·卷上》云:"心、小肠:味咸补甘泻,气热补寒泻"。可谓治心病用药之大法。

三、脾的生理特性与药性应用

脾属土,通于长夏。土性敦厚,有化生万物的特性。脾主运化水谷,主升清。临床用药,顺其升清之性能,则为补,逆之则为泻。《本草蒙筌·总论》治疗用气味中论述道:"辛散也,其行之也横。甘缓也,其行之也上。苦泻也,其行之也下。"故甘味上行,可助脾之升发,苦味药下行,妨碍脾气之升清。《汤液本草·卷上》:"脾、胃:味甘补苦泻。"《医学启源·卷之上》谓:脾"虚以甘草、大枣之类补之","实则以枳壳泻之。"甘草、大枣味甘健脾,可治脾虚证。枳壳味苦,能破气消痞,《神农本草经》谓其利五脏,《本草备要》谓其宽肠胃,故可治脾实。

脾主升清,脾以升健,胃以降为和。故健脾时往往需要注意用升浮药以恢复脾的升清功能。《本草备要·卷之一》指出,"防风辛、甘、微温,升阳为浮。……若补脾胃,非此引用不能行"。另外,升麻、柴胡是升阳的代表药,《本草纲目·第十三卷》:"升麻引阳明清气上行,柴胡引少阳清气上行。此乃禀赋素弱,元气虚馁,及劳役饥饱生冷内伤,脾胃引经最要药也。"所以临床应根据脾的生理特性,在辨证用药的同时,应注意选用升阳之品。

脾主运化,脾虚则运化无力,导致饮食或水湿停滞。脾与五味的甘味对应,甘味主入脾经,功能和中补虚,《素问·脏气法时论》云:"脾欲缓,急食甘以缓之。"脾气不足,阳虚者多见,因此,药用多属甘温之品,如黄芪、党参、白术等。

脾的生理特性是喜燥恶湿,如果脾虚湿盛,或外湿伤脾,湿阻中焦,导致湿滞中焦,容易出现纳呆泄泻、腹胀肢体困重,甚或浮肿等症。《素问·脏气法时论》提出:"脾苦湿,急食苦以燥之。"临床可用苦味之苍术、白术等燥湿健脾。

脾胃为表里,治疗脾胃时,其虚实与药性之间的关联关系,王好古《汤液本草·卷上》将其归纳为:"脾、胃:味甘补苦泻,气温凉寒热补泻,各从其宜"。可见,脾胃病之补泻,味是相对固定的,即甘补苦泻,而四气的寒热温凉则应灵活应用。

四、肺的生理特性与药性应用

肺属金,通于秋。金性肃敛,肺气宜降不宜泄。秋季天气肃降,为加强其肃降之力,需要用酸味药收敛之,故《医学启源·卷之上》谓:肺"补以五味子之酸。"虚则补其母,土能生金,故补益肺气,还可用甘草培土生金。天气肃降过程中,应降而有度,为防止其肃降太过,故宜用辛味药抑制其肃降之性,使之趋于平衡,故《医学启源·卷之上》谓:肺"泻以桑白皮之辛"。从《医学启源》的论述看,肺虚证应注意使用酸味药收敛肺气,肺实证则需注意使用辛味药宣散肺气。

肺的生理特性是主肃降,所以肺一旦有病,就容易出现肃降不足的病理,故《医学启源·卷之上》谓:"肺苦气上逆,黄芩"。黄芩味苦,能清降肺气以治咳喘。

肺居于上焦,其气下行为顺,收敛为宜,如此则顺应秋气之特性,故《医学启源·卷之上》谓:"肺欲收,急食酸以收之,芍药"。

肺、大肠与秋气相通,秋季天气由凉渐寒,以下降为主。临床用药时,酸味与凉性药主下行,是顺应秋气的,故能补肺,辛味与温性药主升浮,能妨碍天气之肃降,故能泻肺。正如《汤液本草·卷上》所云:"肺、大肠:味酸补辛泻,气凉补温泻"。

五、肾的生理特性与药性应用

肾属水,通于冬。水性润下,肾藏精主水,具有闭藏固守阴精之功能,肾是人体阴阳之根本。阴阳互生,天一生水,地二生火。心主火,肾主水,咸味入肾,苦味入心,故心虚以咸味补之,肾虚以苦味补之。如泽泻之咸,能泻肾水,水少则心火旺,即"地二生火"之意。黄柏味苦,能清虚火,火清则肾水得益,即"天一生水"之意。故《医学启源·卷之上》谓:肾虚"补以黄柏之苦"。

肾主水,熟地黄补血益精,属纯阴之品,故张元素谓:"肾虚则以熟地黄、黄柏补之"。金能生水,五味子补肺,故肾虚还可用五味子补肺以生肾水。肾为阴脏,水湿过盛,停聚不行,则需利水消阴,《医学启源·卷之上》谓:肾"泻以泽泻之咸"。

肾者,水脏,水性润而恶燥,一旦发生病证,往往出现燥象,故《医学启源·卷之上》谓:"肾苦燥,急食辛以润之,黄柏、知母。"辛味药,开腠理,致津液也,可以促使津液流通,布散周身以润燥,故辛味能润肾燥。

肾与冬气相通,冬主寒,寒则坚,故肾属于欲坚藏不欲耗散之脏,亦即主闭藏之功能。《医学启源·卷之上》:"肾欲坚,急食苦以坚之,知母。"苦味药能泻火,火退则阴至,阴至则寒,寒则坚闭,故坚肾需用苦味药。

肾居于下焦,属于阴脏。寒性药沉降,与肾之属性一致,可促使肾发挥闭藏之功,故能补肾。而热性药主升浮,妨碍冬主闭藏的气候特点与肾主闭藏的生理特性,故能泻肾。《汤液本草·卷上》:"肾、膀胱:味苦补咸泻,气寒补热泻"。

了解中医学脏腑生理功能与生理特性,然后合理应用中药药性,补偏救弊,恢复脏腑的正常的生理功能及生理特性,是中医药防治疾病的重要思路。

第二节　经络学说与药性应用

经络内至脏腑,外至肌腠,上至头面,下至足膝,纵横交贯,遍布全身,是联络沟通五脏六腑、皮肉筋骨、九窍百骸等各部的桥梁和运行全身气血的通道。人体脏腑形体、气血精津的生理功能、病理变化等,可以通过经络的循行分布,反映在一定的部位,或表现出一定的经络病候特征。在长期的临床实践过程中发现,某一药物针对特定部位或具有某些经络特征的病证有效,可以借用经络学说以分析该药物作用部位的趋向性特征。因此,在经络理论的指导下,以药物的临床应用经验为依据,突出药物作用效果的经络定位特征,从而有利于提高临床用药组方的精准性。

一、经络分布与药性应用

十二经脉分为手三阴经、手三阳经、足三阴经、足三阳经。手足三阴经分布于四肢内侧和胸腹部,手足三阳经分布于四肢外侧和头面、躯干部,诸经循行所过,遍及头、胸、腹、背、四肢。因此部分药物对于某经络循行特定部位的病证治疗有效,可以根据经络归属概括此类药物的归经特征性。如《汤液本草·卷上》记载的东垣先生"用药心法"治疗头痛时可根据经络分布而选择不同的归经药物,谓:"头痛,须用川芎;如不愈,各加引经药:太阳川芎,阳明白芷,少阳柴胡,太阴苍术,少阴细辛,厥阴吴茱萸。"可见对于不同经络的循行部位所见病证,不同药物有各自选择的趋向性特征,而这种对某经络选择的趋向性决定了治疗相应病证时,该药物较其他药物疗效更优。

二、经络分类与药性应用

十二经脉循行有序,而其相应的病候特征亦有规律可循。其各自证候规律特征是经络辨证、推求病因病机的基础,同时也是选择特征性药物的客观依据。如《汤液本草·卷中》先以阐述太阳经病的病候表现,指出羌活对"太阳经头痛,肢节痛,一身尽痛,非此不治。"又云羌活的归经药性:"羌活,足太阳、厥阴经药,太阳经本经药也。"可见羌活归属于太阳经药,善治太阳经诸如头痛、身痛等病证。

《汤液本草·卷上》还将经络的分类与中药归经的药性联系在一起,以便于在审明经络病证后合理的选用药物,其谓:"小肠膀胱属太阳,藁本羌活是本方。三焦胆与肝包络,少阳厥阴柴胡强。阳明大肠兼足胃,葛根白芷升麻当。太阴肺脉中焦起,白芷升麻葱白乡。脾经少与肺经异,升麻芍药白者详。少阴心经独活主,肾经独活加桂良。通经用此药为使,更有何病到膏肓。"考虑这是王好古根据经络分类的用药经验,对当今中医临床用药有参考价值。

临床根据经络证候特征及中药药性的归经特征,利用药物亲和某经或某几经的性质特征,可以更准确地选择药物以治疗相应经络病变所致的病证。分经用药,可作为"向导",引导其他不归该经的药物到达该经络发挥治疗作用,即所谓"引经报使"。

三、经络脏腑络属关系与药性应用

经脉外络肢节而内属脏腑,将机体联系为一个有机整体。十二经脉各有所归属、联络的脏腑,而脏腑也通过经络的别行与肢节相沟通。通过对经脉与脏腑阴阳表里络属关系的认知,融合藏象学说与经络学说,将脏腑病候与经络病候相结合,使辨证更为整体化。在此基础上通过用药经验总结的药物性能特征,补充了单纯脏腑理论不能很好诠释的药效特点,使对药物性能的描述更为全面,也是药性归经理论趋于成熟的标志之一。

明清以后,医家多以脏腑之名标示药性归经,如归心经、归膀胱经等,并渐渐成为体现药性归经的主要模式。但这种归经的描述模式,不是单纯的"归脏腑"的含义,有些也包括"归经络"的作用。中药归经的归某脏或某腑,不仅体现某种药物可以用治相应脏腑的病候,同时对其所属经脉的其他病证亦可发挥药效。如《医学启源·卷之下》视桔梗为"肺经之药",能"治肺,利咽痛,利肺中气。"又如《本草蒙筌·卷之九》称牛黄"惟入肝经,专除筋病",能"疗小儿诸痫惊吊,客忤口噤不开,治大人癫狂发痓,中风痰壅不语"等。《灵枢·经脉》指出:足厥阴肝经,布胁肋,循喉咙之后,上入颃颡,连目系,上出额,与督脉会于巅,其支者,从目系下颊里,环唇内。可见,肝的经络经过头、目、口等器官,所以肝经为病,可表现为口噤不开、癫狂等。牛黄具有治疗诸痫惊吊等作用,说明牛黄虽言归肝,但其作用范围实质上包含了肝之脏与肝之经络两部分。

另外一些中药,虽文献记载归入同一经,如入膀胱经,但有偏于归脏腑与偏于归经络的不同。如麻黄与茯苓均归足太阳膀胱经,但麻黄主入足太阳膀胱之经,茯苓主入足太阳膀胱之腑。足太阳膀胱经为六经之藩篱,主一身之表,麻黄味辛性温,归其经则长于走表而发散风寒。足太阳膀胱之腑,主要功能为贮尿与排尿,茯苓味甘、淡,性平,归入膀胱之腑则长于利水渗湿。

探讨脏腑经络联属与中药药性的关系,既是对脏腑理论阐释药性归经的补充,又是对经络理论分析药性的深化,进而更准确地体现药物在人体的作用部位以及治疗病证的范围。关于经络的分布与中药药性相关性的深入研究,有助于研究中药的作用部位,为中药归经理论的形成奠定了坚实的基础。

第三节　卫气营血辨证学说与药性应用

卫气营血辨证是针对外感温热病的诊治提出的辨证模式,即将外感温热病进程中的病机、证候,从卫分、气分、营分、血分四个层次和阶段加以区分,用以说明外感温热病的病位深浅、病势轻重及其传变规律,并有效地指导着温热病的诊疗实践。卫分主表,病位在肺与皮毛,病情轻浅;气分主里,病位在肺、胸膈、胆、三焦、胃、肠等脏腑,病情较重;营分为邪入心营,病位在心与包络,病情深重;血分为邪热深入心、肝、肾,易于耗血动血,病情危重。不同病程阶段,病证表现多具有相应层次与部位的病变特点,药物在临证应用过程中体现出了针对相应病变层次和部位的治疗效果,借此可以反映出药物在作用部位深浅层次上的选择性。因此,从一定程度上言,卫气营血是体现药物归经性能的另一种角度。

药物对卫分、气分、营分、血分的选择性作用是药物性能的体现,是在临床实践过程中通过观察总结而来的。如外感热病中,金银花、连翘善治发热、微恶寒、头痛等热在卫分之证,故为卫分药;石膏、知母善治高热、烦渴等热入气分之证,故为气分药;水牛角、生地黄善治神昏谵语、出血动风等热入营血之证,故为营血分药;又如同为苦降之品,苦杏仁善走气分降肺气,桃仁善走血分破血滞。反过来说,明确药物卫、气、营、血归属的性能特点,有助于选择更具病证针对性的药物。

药物所禀自然之性与其对卫气营血作用层次的选择密切相关,如气味、升降浮沉、刚柔、润燥等,也会影响药物对卫、气、营、血不同层次部位的选择性作用。温邪初犯在"卫",病势轻,病位浅,其治"汗之可也",因势利导,使邪随汗解。因此善走卫分的药物大多质地轻清,药性升浮,有"向外"的作用趋势,可散风开郁,疏表透邪,如金银花、连翘之类。而从药味而言,辛能行能散,有"透表"之势,如薄荷、荆芥之类。正如《温病条辨·卷四杂说》所论,因伤寒而汗"不能自出者,必用辛温味薄急走之药,以运用其阳气",若因温热而"汗自出或不出者,必用辛凉以止其自出之汗",可见伤寒抑或温病,邪犯于表者,多需要用辛味药味以助汗出邪散,即所谓"在卫汗之可也"。

温热邪气传入气分,正邪交争剧烈,热迫津泄,大汗淋漓,病势渐深。"到气才可清气",当以清解气分热邪为旨。"热者寒之",因此用治温热病的善走气分之品大多药性寒凉。若邪初入气分,尚未结实,寄望于邪能自内透外而解,故此类气分药多味辛性寒,寒以清热,辛以透邪,使热清而邪不内传,如石膏之辈。若热邪深入气分,实热内结,有内传之势,则此类气分药多为苦寒之品,苦以清泄火热,以直折热势,如黄芩、黄连之辈。此外,此阶段热盛每多伤津,因此亦有入气分药者有甘寒之性,以清热生津,如知母、麦冬之味。

热入营血分,病邪深入,病势危重。《素问·至真要大论》指出"热淫于内,治以咸寒,佐以苦甘",这是对温病热入营血分的治疗原则。性寒、味咸是营血分药的药性特征,如水牛角、玄参等皆为咸寒之品。"佐以苦甘",表明入营血分药亦可具有苦寒、甘寒之性,苦寒清泄血中火热,如干生地、赤芍等。甘寒清血热且养阴,如白茅根、鲜地黄等。与前述气分药药性特点相似,同为苦寒、甘寒之品,但根据其所治病证特征之不同,有清气分热和清血分热之别。可见药物对卫气营血的选择性作用也是其药性特征之一,药物对于卫气营血的归属性质与药物本身的特性以及针对病证的特点均相关联,应当辨证分析对待,从而更准确地指导临证用药。

卫气营血是中医认知人体浅深不同层次、有别于六经、脏腑的又一种辨证模型,了解中药药性与卫气营血的关联性,是对药物作用部位的进一步认识,有助于对归经理论的完善与发展。

第四节　三焦辨证学说与药性应用

三焦辨证是根据温病发生、发展的一般规律及症状变化的特点,以上焦、中焦、下焦为纲,对温病过程中的各种临床表现进行综合分析和概括,以区分病程阶段、识别病情传变、明确病变部位、分析病机特点、归纳证候类型、确立治疗原则并推测预后转归的辨证模式。由于三焦病位、病机、病程、传变的不同,用药也有其规律性,与药性密切相关。

一、治上焦如羽

"治上焦如羽,非轻不举",出自吴鞠通《温病条辨·卷四杂说·治病法论》,概括了上焦心肺病证治疗时应遵循的用药原则。因上焦其位居高,用药多取药性轻清上浮,如羽毛之轻扬,才能到达上焦,且病属初起,药性不宜苦、重,宜用轻清发散之品。"如羽"之义是选药质轻灵动之品,多为药物的叶、花、草、梗、皮部分。肺为娇脏,不耐寒热,位置最高,质轻灵动之药方可达于上而发挥疗效。病在上焦,不宜用治中焦之药,更不能投治下焦的药物,以免药过病所,或引邪入里。"如羽"之义综合言之,指药物用量宜小而轻灵,质地要轻,药味要少,煎煮时间要短,有利于其升举,到达上焦,治疗上焦及皮肤诸病。

二、治中焦如衡

"治中焦如衡,非平不安"。中焦脾胃为气机升降、水液代谢之枢纽,温邪伤及中焦,病变多见湿热影响肝胆、脾胃脏腑,或阻于膜原、少阳等,治疗应遵循"中焦如沤,疏而逐之""治中焦如衡,非平不安"的用药原则。对中焦病证的治疗用药,应以调畅为主,苦辛相配,辛开苦降,化湿清热,升降中焦气机,以复中焦之衡。衡,指秤杆,具有掌握平正、不偏等作用。所以治疗中焦病,根据中焦脾胃是人体升降枢纽的特性,用药的升降浮沉,要把握平衡,升中兼降,降中有升,升降并用,恢复中焦升降之协调性。如治疗脾虚气滞痞证的枳术丸,由枳实、白术、荷叶组成,枳实主降,荷叶主升,白术健脾益气,以促进中焦气机之升降转运,消除中焦痞证。

三、治下焦如权

"治下焦如权,非重不沉"。沉是要达到的用药要求,即到达下焦肝肾,权是对用药药性的要求。权,即秤锤,质重。治疗下焦病,用药的药性需要质地重的,如矿物药、介类药代赭石、赤石脂、牡蛎、龟甲、鳖甲等。需要气味厚浓的,如鸡子黄、阿胶、猪脊髓、乌骨鸡等。需要长时间煎煮或制成膏滋服用的,如专翕大生膏等。再者,治疗下焦病,需要大剂量用药,如同一首处方,用量小则偏于升浮,用量大则偏于沉降。下焦病,如此用药,药力才能直达下焦,抵于病所,潜阳育阴,填精益血,发挥应有的疗效。

三焦辨证理论的形成,对于充分利用中药的升降浮沉之性,以及归经理论都是有所促进的。

药为医用,医因药效。中医病机理论与中药药性理论息息相关,用中药防治疾病是需要用中医药基本理论作指导的,所以学习中药药性时了解中医基本理论,是有益于深入认识、正确应用及发展中药药性理论的。

【复习思考题】

1. 如何合理应用五味补泻五脏?
2. 如何合理应用四气补泻五脏?
3. 如何根据经络辨证合理选用药物?
4. 如何根据卫气营血辨证合理应用药性?
5. 怎样从药性学角度认识"治上焦如羽、非轻不举"的临床意义?

第五章 / 中药药性的主要内容

中药药性又称中药性能,是中药作用的基本性质和特征的高度概括。中药药性理论是中药基本理论的核心,主要包括四气、五味、归经、升降浮沉、毒性等。

中医理论认为,任何疾病的发生发展过程都是由于致病因素作用于人体,引起机体阴阳偏盛偏衰,脏腑经络机能失常的结果。药物防病治病的基本作用,不外是祛邪除因,扶正固本,恢复和协调脏腑经络机能,从而纠正阴阳偏盛偏衰,使机体恢复到"阴平阳秘"的正常状态。药物之所以能够针对病情,发挥上述基本作用,是由于各种药物各自具有若干特性和作用,也就是前人称之为药物的偏性,即以药物的偏性纠正疾病所表现的阴阳偏盛或偏衰。

药性理论的认识和确立,是前人在长期临床实践中对众多药物的各种性质及其医疗作用的了解与认识不断深化,进而加以概括和总结出来的,并以阴阳、脏腑、经络、治法等中医基础理论为其理论基础,创造和逐步发展起来的中药基本理论,也是整个中医药学理论体系中一个重要组成部分。

第一节 四 气

一、四气的概念

四气,即指药物的寒热温凉四种药性。它反映药物在影响人体阴阳盛衰、寒热变化方面的作用倾向,是说明药物作用性质的重要概念之一。

四气中温热与寒凉属于两类不同的性质。温热属阳,寒凉属阴。温次于热,凉次于寒,即在共同性质中又有程度上的差异。对于有些药物,通常还标以大热、大寒、微温、微寒等予以区别,这是对中药四气量化程度不同的进一步区分。此外,还有一些平性药,是指药性寒、热偏性不明显,作用比较平和的药物,实际上也有偏温偏凉的不同,称其性平是相对而言的,仍未超出四气的范围。故四气从本质而言,可概括为寒热二性。

二、四气确定的依据

药性寒热温凉,是从药物作用于机体所发生的反应概括出来的,是与所治疾病的寒热性质相对应的。故药性的确定是以用药反应为依据,病证寒热为基准的。能够减轻或消除热证的药物,一般属于寒性或凉性,如黄芩、板蓝根对于发热口渴、咽痛等热象有清热解毒作用,表明这两种药物具有寒凉性。反之,能够减轻或消除寒证的药物,一般属于温性或热性,如附子、干姜对于腹中冷痛、四肢厥冷、脉沉无力等寒象具有温中散寒作用,表明这两种药物具有温热性。

三、四气的作用

《神农本草经》:"疗寒以热药,疗热以寒药"。《素问·至真要大论》:"寒者热之,热者寒之"。这是基本的用药规律。

一般来讲,性属寒凉的药物,具有清热泻火、凉血解毒、养阴生津、泻热通便等作用;性属温热的药物具有温里散寒、补火助阳、温经通络、回阳救逆等作用。

寒凉药应用不当,会损伤阳气。温热药应用不当,会耗伤阴液。

四、四气与药物功效

(一)四气是药物功效的基本规律概括

药性寒热是四气的基本内涵,药性寒热与八纲寒热相对应,而阴阳则是更高层次上的抽象。药性寒热只反映药物影响人体阴阳盛衰、寒热变化方面的基本倾向,是对药物功效基本规律的概括,但并不说明药物的具体作用。因此,掌握药性寒热需要结合其具体功效。

(二)四气反映药物作用性质的一个侧面,而非所有方面

对药物作用可从不同角度认识,如作用性质、作用范围、作用趋势、作用强度、作用的益害性等。药性寒热是从药物对机体阴阳盛衰、寒热变化的影响这一特定角度来概括药物作用性质的,而不概括药物作用的所有方面。因此,必须与其他药性内容相结合,方能全面地认识与掌握药物的性能。

(三)四气与药物功效的关系需要明确的问题

药性寒热与药物功效是共性与个性、抽象与具体的关系。药性寒凉具有清热泻火、养阴、凉血等功效,药性温热具有补阳助火、温里散寒、回阳救逆等功效,药性属于共性问题,功效属于个性问题。药性是对功效的抽象表述,功效是药性的具体表现。正如徐灵胎所说:"同一热药,而附子之热与干姜之热迥乎不同,同一寒药,而石膏之寒与黄连之寒迥乎不同。"也就是说,对于药性寒热,不仅要从共性方面进行理解,还必须结合每一药物的具体作用,方能掌握其性寒或性热的特点。

五、四气的现代研究

有关四气的现代研究,目前主要是从化学成分、中药药理等方面认识药物四气的某些内在规律。如药理研究表明,温热药对机体的病理性衰退起兴奋作用,能够提高中枢神经系统兴奋性,促进呼吸循环及新陈代谢活动,调节内分泌腺功能,增加体内产热;寒凉药对机体功能的病理性亢进起抑制作用,能够降低中枢神经系统兴奋性,减弱呼吸循环及新陈代谢活动,降低机体对病源性刺激的过强反应,减少体内产热。化学成分研究发现,含有挥发油、生物碱等成分,及含锰高者,药性多温热;含皂苷、蒽醌、薄荷脑等成分及含铁高者,药性多寒凉,可供参考。

第二节　五　味

一、五味的概念

五味，即酸、苦、甘、辛、咸五种味，有些药物具有淡味或涩味，因而实际上不只五种味，酸苦甘辛咸五味是最基本的。《神农本草经》谓："药有酸咸甘苦辛"，所以迄今仍然称为五味。尚有涩味与淡味，涩味附于酸味，淡味附于甘味。不同的味有不同的作用，五味代表着药物不同的功效，是药物作用的重要标志。

二、五味确定的依据

五味的确定主要有二个途径，一是口尝而知。五味最初是由人们口尝药物的真实滋味而得知，如黄连、黄柏味苦，甘草、枸杞子味甘，生姜、花椒味辛，乌梅、木瓜味酸，芒硝、昆布味咸等，这些称为口尝味。

另一个途径是功效归纳。随着人们防治疾病实践经验的积累，发现不同的味有不同的治疗作用，味相同的药物，其作用也有相近或有共同之处，如生姜、大葱等，真实滋味辛，这些药均有发汗解表功能。后来发现有些药物口尝并无辛味，但也有发表之功，如葛根真实滋味"微甜"，但其具有发表解肌退热之功，于是赋予葛根味"辛"。又如酸枣仁，真实滋味"淡"，但因其具有养心补肝、敛汗等甘味与酸味的作用，遂赋予酸枣仁味"甘、酸"。经过不断的药效归纳总结，得出五味功效的作用特点并形成系统理论，用于指导临床实践，这种味称为功能味。中药的味居多是指功能味而言，有些药味与药物本身的真实滋味有一致性。

三、五味的作用

关于五味的作用，《素问·藏气法时论》："辛散、酸收、甘缓、苦坚、咸软"，在此基础上，后世医家不断补充和发挥。按阴阳属性来分，则辛、甘（淡）属阳，酸（涩）、苦、咸属阴。其作用综述如下。

辛：能散、能行，有发散、行气、行血等作用。一般治疗表证的药物，如麻黄、薄荷等，治疗气血阻滞的药物如木香、红花等，都有辛味。此外，辛味还有润的作用，如菟丝子味辛，功能润肾燥。

甘：能补、能缓、能和，有补益、缓急止痛、调和药性、和中的作用。如人参味甘大补元气，熟地黄味甘滋补精血，饴糖味甘缓急止痛，甘草味甘调和诸药等。甘味还有解毒作用，如甘草、绿豆味甘，李时珍谓其"解百毒如汤沃雪"。

酸：能收，能涩，有收敛、固涩作用。一般多用于体虚多汗，久泻久痢，肺虚久咳，遗精滑精，尿频遗尿等证，如酸味药山茱萸、五味子涩精敛汗，五倍子涩肠止泻，乌梅敛肺止咳等。酸味另有生津之功，如乌梅味酸，能生津止渴。

苦：能泄、能燥、能坚。泄的含义较广，有指通泄的，如大黄味苦泻下通便，用于热结便秘；有指降泄的，如苦杏仁味苦降泄肺气，用于肺气上逆之咳喘；有指清泄的，如栀子、黄芩味苦清热泻火，用于火热上炎之烦躁目赤、口苦舌红等证。燥即燥湿，用于湿证。湿证有寒湿、湿热的不同。温性的苦味药如苍术、厚朴，功能燥湿散寒，用于寒湿证；寒性的苦味药如黄连、黄柏,功能清热燥湿,用于湿热证。此外,苦还有坚阴的作用,如黄柏、知母用于肾阴虚亏而相火亢盛证,即具有泻火存阴(坚阴)的意义。

咸:能软、能下,有软坚散结与泻下作用。多用以治疗瘰疬、瘿瘤、痰核、痞块及热结便秘等证。如咸味药海藻、昆布消散瘰疬,鳖甲软坚散结,芒硝泻下通便等。

涩:与酸味作用相似,可收敛固涩。如涩味药龙骨止遗、牡蛎涩精,赤石脂、禹余粮涩肠止泻,莲子固精止带,乌贼骨收敛止血等。

淡:能渗、能利,有渗湿利水作用,多用于治疗水肿、小便不利等证,如猪苓、茯苓、薏苡仁、通草等药味淡能利水渗湿。

此外,还需了解辛味之散,重点是横散。甘味之缓,可以缓和药物下行之性。苦味之泄,以下行为主。酸味之收,在于内收。咸味之软,功能散结。正如《本草蒙筌·总论》所云:"辛散也,其行之也横。甘缓也,其行之也上。苦泻也,其行之也下。酸收也,其性缩。咸软也,其性舒。上下、舒缩、横直之不同如此,合而用之,其相应也。正犹鼓掌成声,沃水成沸。二物相合,象在其间也。有志活人者,宜于是而取法。"临床用药需要将五味的作用及其趋势结合起来考虑,有益于合理用药。

四、气味合参

每一味药都具有气与味,可以气味皆一,或一气多味,气与味分别从不同角度说明药物的作用,味越多,表明其作用越广泛,二者合参才能较全面地认识药物的性能。例如两种药物都是寒性,但是味不同,一是苦寒,一是辛寒,两者的作用就有差异,如大黄苦寒泻下,石膏辛寒清热。反过来说,两种药物都是甘味,但性(气)不相同,一是甘寒,一是甘温,其作用也不一样,如生地黄甘寒养阴,黄芪甘温补气。所以,不能把气与味各自孤立起来看,气与味显示了药物的部分性能,也显示出有些药物的共性。只有认识及掌握每一药物的全部性能,以及气味相同药物之间同中有异的特性,并与药物的具体功效结合起来,才能全面而准确地了解药性、使用药物。

五、五味的现代研究

有关五味的现代研究表明,辛味药多含挥发油;甘味药多含苷类、糖类及蛋白质、氨基酸、维生素等多种成分;苦味药多含生物碱、苷类;酸味药多含有机酸如苹果酸、枸橼酸、鞣酸等;咸味药含钠、钾、钙、镁、铝、碘及其他活性成分。

第三节　归　　经

一、归经的概念

归经是药物作用的定位概念,即表示药物作用部位。归是作用的归属,经是脏腑经络的概称,是把药物的作用与人体的脏腑经络联系起来,表明某种药物对某些脏腑经络起主要作用,从而为临床辨证施治提供选药依据。

二、归经确定的依据

归经是以脏腑经络理论为基础,以所治病证为依据而确定的。药物对机体的作用有选择性,一种药物往往主要对某一经(脏腑及其经络)或某几经发生明显的作用,而对其他经的作用较小,甚至没有作用。同属寒性的药物,虽然都具有清热作用,但有的偏于清肝热,如龙胆草;有的偏于清胃热,如黄连;有的偏于清肺热,如黄芩;有的偏于清心热,如栀子;有的偏于清肾热,如黄柏。同属补益药,也有区别,沙参补肺,党参补脾,柏子仁补心,枸杞子补肝,杜仲补肾。不同的归经反映了药物在机体产生效应的部位各有侧重,将这些认识加以归纳,使之系统化,便形成了归经理论。

由于经络能沟通人体内外表里,所以体表病变可通过经络影响内在的脏腑,脏腑病变可通过经络反映到体表。通过疾病过程中出现的证候表现以确定病位,这是辨证的重要内容。归经是药物作用的定位概念,因而与疾病定位有着密不可分的关系。如肺经病变,每见喘、咳等;肝经病变,每见胁痛、抽搐等;心经病变,每见神昏、心悸等。我们根据药物的疗效,并与病机、脏腑经络结合起来,可以说明某药对某些脏腑经络的病变起着主要医疗作用。能缓解或消除上述病变的药物,就具有相应的归经特性,如桔梗、苦杏仁能治胸闷、咳喘,归肺经;全蝎能止抽搐,归肝经;朱砂能安神,归心经等。

三、归经的意义

掌握归经,有助于提高临床用药的准确性,使用药更加合理有效。正如徐灵胎所说:"不知经络而用药,其失也泛。"临床可以根据疾病表现的病变所属脏腑经络而选药,如治疗热证,表现为胃火牙痛、头痛,宜选善归胃经、清胃火的石膏、升麻;心火亢盛,宜选善归心经、清心火的黄连、莲子心等;肺热喘咳,宜选善归肺经、清肺热的黄芩、桑白皮等;肝热目赤,宜选归肝经而善清肝火的龙胆草、夏枯草等。

临床用药,还可根据脏腑经络的传变规律选药。由于脏腑经络在生理上相互联系,在病理上相互影响,因此,临床用药时往往并不单纯使用某一经的药物。如肺病而兼见脾虚者,每兼用补脾的药物,取土能生金之意,使肺有所养而逐渐向愈。肝阳上亢往往因于肾阴不足,用药每以平肝潜阳药与滋补肾经的药同用,取水能生木之意,使肝有所涵而虚阳自潜。又如咳嗽痰喘,若为肝火犯肺所致,常以归肺经能清肺化痰的海蛤壳与归肝经能清热凉肝的青黛同用,取清金制木之意,使肝肺两清,咳喘早愈。若拘泥于见肺治肺,见肝治肝,单纯分经用药,其效果会受影响。总之,既要了解每一药物的归经,又要考虑脏腑、经络之间的相互关系,才能更好地指导临床用药。

在应用药物时,归经还必须与药物四气、五味、升降浮沉等性能结合起来。因为某一脏腑、经络发生病变,可能有寒热虚实的区别,所以不可只注意归经,而将能归该经的药物不加区别地应用。同归一经的药物,其作用有温、清、补、泻的不同,如肺病咳嗽,虽然黄芩、干姜、百合、葶苈子都归肺经,但在应用时,却不一样,黄芩清肺热、干姜温肺寒、百合补肺虚、葶苈子泻肺实等等,需根据证候区别应用归肺经的药物,方可获效。可见,要将中药的多种药性结合起来,才能全面准确地认识药物,并指导临床应用。

四、归经的现代研究

归经理论中所指的脏腑,是中医学特有的定位概念,与西医学的解剖部位有一定关联但也有区别。对药物归经的理解,也不一定是指药物有效成分分布的部位,而主要是药效部位的脏腑经络归属,如菟丝子补益肝肾,主治肝肾亏虚之腰膝酸软、阳痿遗精、不孕不育等,其有效成分未必分布到西医的肾脏,而可能分布在生殖系统等。中医学认为,肾主生殖,菟丝子的效应部位主要在生殖系统,故谓其归肾经。

又如天麻,功能息风止痉、平肝抑阳,主治小儿惊风、癫痫抽搐、破伤风、头晕眩痛等,其有效成分之一香荚兰素在给大鼠注射后45~120分钟,以肝脏和脑中分布浓度最高,药物易透过血脑屏障,大脑分布量多于小脑和脊髓。中医学认为,肝主风,天麻归肝经,天麻有效成分主要分布于大脑,通过对中枢神经的抑制,发挥息风止痉作用(抗惊厥),故天麻的部分效应部位在中医的肝经,遂谓其归肝经。

第四节 升 降 浮 沉

一、升降浮沉的概念

升降浮沉是用以表示药物作用的趋向性,是说明药物作用特征的概念之一。升是上升,降是下降,浮表示发散,沉表示收敛等作用。升降浮沉之中,升浮属阳,沉降属阴。升与降、浮与沉分别是相对而言的;而升与浮、沉与降,又相互联系,难以截然分开。

二、升降浮沉确定的依据

从药物功能分析药物的升降浮沉之性。药物作用的升降浮沉趋向,是与疾病的病势趋向相对而言的。气机升降出入是人体生命活动的基本形式之一。气机升降出入发生障碍,机体便处于疾病状态,产生不同的病势趋向。病势趋向常表现为向上(如呕吐、喘咳),向下(如泄利、脱肛),向外(如自汗、盗汗),向内(如表证不解)。能够针对病情,逆其病势,改善或消除这些病证的药物,相对说来也就分别具有升降浮沉的作用趋向。一般具有升阳发表、祛风散寒、涌吐、开窍等功效的药物,都能上行向外,药性都是升浮的;而具有泻下、清热、利水渗湿、重镇安神、潜阳息风、消导积滞、降逆、收敛、止咳平喘等功效的药物,则能下行向内,药性都是沉降的。有的药物升降浮沉的特性不明显,有的药物则存在双向性,如麻黄既能发汗解表,又能利水消肿;川芎既"上行头目",又"下行血海"。

从药物的性味分析药物的升降浮沉之性。药物升降浮沉与性味密切相关,一般来说,具有辛甘之味、温热之性的药物,药性大都是升浮的;具有酸苦咸涩之味、寒凉之性的药物,药性大都是沉降的。故李时珍说:"酸咸无升,辛甘无降,寒无浮,热无沉"。

从药物质地分析药物的升降浮沉之性。升降浮沉与药物质地也有关系,花、叶、皮等质轻的药物,大多具有升浮之性;而种子、果实、矿物、贝壳等质重者,大多具有沉降之性。然而,上述关系也非绝对的,如旋覆花是花类药,功能降气化痰、降逆止呕,药性是沉降的。蔓荆子是种子类药,具有疏散风热之功,善治风热头痛,药性是升浮的。故有"诸花皆升,唯旋覆花独降;诸子皆降,唯蔓荆子独升"之说。

三、影响药物升降浮沉的因素

升降浮沉是药物作用趋势的一种性能,加工炮制、配伍、用量等诸多因素对升降浮沉之性可产生影响,甚至改变之。

就炮制而言,酒炒则升,姜汁炒则散,醋炒则收敛,盐水炒则下行。就配伍而言,性属升浮的药物与大队沉降药配伍时,其升浮之性可受到一定的制约;反之,性属沉降的药物与大队升浮药配伍时,其沉降之性受到一定的制约。同样一味药,用量小则偏于升浮,用量大则偏于沉降,正如吴鞠通所说,治上焦如羽,非轻不举(用量小,或药物质地轻),治下焦如权,非重不沉(用量大,或药物质地重)。可见,各种药物所具有的升降浮沉性质,在一定条件下,是可以转化的,正如李时珍说:"升降在物,亦在人也"。

四、升降浮沉的意义

掌握药物的升降浮沉性能,可以更好地指导临床用药,顺其病位,逆其病势,因势利导,从而有利于调节气机升降和恢复脏腑功能,并有助于祛邪外出。凡病位在上、在表的宜升浮不宜沉降,如外感风寒,用麻黄、桂枝等升浮药来散寒解表;病位在下、在里的宜沉降不宜升浮,如肠燥便秘之里实证,用大黄、芒硝等药泻下攻里。病势上逆的宜降不宜升,如肝阳上亢之头痛眩晕,用石决明、牡蛎等药以潜阳降逆;病势下陷者,宜升不宜降,如中气下陷之久泻脱肛或妇女子宫脱垂,用黄芪、升麻等益气升阳举陷。

五、升降浮沉的现代研究

葛根功能升阳止泻、发表透疹,属升浮药。实验表明,葛根素对发热模型(家兔、大鼠)具有显著退热作用,呈现发散性。常山具有催吐作用,性升浮,研究看到,鸽静脉注射常山碱甲、乙、丙可出现呕吐反应,犬口服常山浸膏或皮下注射常山碱甲,可致恶心、呕吐,表现出向上的作用趋势。大黄苦寒,功能泻下通便,属沉降药,实验观察到,大黄能促进肠蠕动,表现出显著的泻下作用,呈现向下的药性趋势。

第五节　毒　　性

一、毒性的概念

毒性是指药物对机体的损害性。毒性反应与副作用不同,它对人体的危害性较大,甚至可危及生命。副作用指用药后机体出现与治疗无关的不适反应。为了确保用药安全,必须认识中药的毒性,了解毒性反应产生的原因,掌握中药中毒的解救方法及预防措施。

对药物毒性的认识,历来存在不同的观点。西汉以前是以"毒药"作为一切药物的总称。《周礼·天官》:"医师聚毒药以供医事。"《素问·五常政大论》:"大毒治病,十去其六;常毒治病,十去其七;小毒治病,十去其八;无毒治病,十去其九。"《神农本草经》把药物分为上中下三品,就是根据药性的无毒有毒来分类的,把祛邪却病的药物视为有毒,可以久服补虚的药物看作无毒,有毒的药物多有显著的治疗作用。可见,在古代对于"毒"的概念是广义的,将药物的偏性如偏寒、偏热等都看作"毒"。另一方面也反映出当时对药物的治疗作用与毒副作用还不能很好地区分,故笼统称为"毒药"。

狭义的毒性,就是指药物的毒副作用言。有些有毒药物的治疗剂量与中毒剂量比较接近,因而治疗用药时安全范围小,易引起中毒反应。无毒药物安全系数较大,但并非绝对不会引起中毒反应。历代本草中常标明"小毒""大毒",以区别有毒药物的毒性程度,这对保障用药安全是重要的。

二、影响药物毒性的因素

毒性反应是临床用药时应当尽量避免的。由于毒性反应的产生与药物来源、贮存、加工炮制、配伍、剂型、给药途径、用量、使用时间的长短以及病人的体质、年龄、证候性质等都有密切关系。因此,使用有毒药物时,应从上述各个环节进行控制,避免中毒现象发生。

(一)品种

中药品种繁杂,其中混乱品种不少,有的有毒,如五加皮有南北之分,南五加属五加科植物,无毒。北五加皮来源于萝藦科植物而有毒;大戟有京大戟与红大戟两种,京大戟来源于大戟科而有大毒,红大戟来源于茜草科而毒性较小。

(二)炮制

中药在临床使用前进行炮制是消除或减弱毒性的重要措施。如乌头生用有大毒,经用甘草、黑豆煮后则毒性显著降低;生半夏有毒,用生姜、明矾处理后减弱其毒性及刺激性。相反,有的药物炮制不当,毒性反而增加,如雄黄有毒,火煅后则生成剧毒的三氧化二砷,故有"雄黄见火毒如砒"之说。

(三)配伍

《本经》指出:"若有毒宜制,当用相畏、相杀者。"中药通过配伍可以相互制约、拮抗而减弱或消除毒性,如甘草与附子同用,甘草可减缓附子的毒性;大黄与巴豆同用,大黄可减弱巴豆的辛热之毒性等。反之,如配伍不当,不仅毒性不减,反而可能产生毒性或增加毒性,如"十八反"中药物配伍使用。

(四)用量

药物的用量与毒性的有无及大小也有关系。大多数中药在常用量范围内是比较安全的,但加大剂量到一定程度就会出现毒性反应,如细辛,小剂量使用,相对安全,若超过一钱(3g),就可能中毒,故有"细辛不过钱"之说。人参、艾叶、知母等都有产生中毒反应的报道,与剂量过大或服用时间过长等有关。

(五)药不对证

辨证用药可以祛病疗疾,而药证不符,不仅不能愈疾或可加重病情。如寒凉药误用于寒证,则如雪上加霜。温热药误用于热证,则如火上添油。为避免中药毒副作用的产生,做到辨证用药、药证相符是重要的。

三、安全用药

为了确保用药安全,必须充分认识药物的毒性及其毒性大小,了解毒性反应产生的原因,正确炮制,把握剂量,辨证用药,避免中毒现象的发生。

值得注意的是,在古代文献中有关药物毒性的记载大多是正确的,但由于历史条件、个人经验与认识的局限性,其中也有一些错误之处。如《本经》认为丹砂无毒,且列于上品药之首,《本草纲目》认为马钱子无毒等。我们应当借鉴古人用药经验,亦应参考现代药理学研究成果,更应重视临床报道,以便更好地认识中药的毒性。有毒药物偏性显著,根据以偏纠偏、以毒攻毒的原则,也有其可利用的一面。古今利用某些有毒药物治疗恶疮肿毒、疥癣、麻风、瘰疬瘿瘤、积聚癥瘕等积累了大量经验,获得肯定疗效。

对于药物中毒的诊断及解救,古代文献有不少记载,其中包含了不少宝贵经验。当今临床,一旦发现中药中毒,首先要停用中药,同时结合现代医学的认识及诊断方法、解救措施,以取得更好的解救效果。

四、有关中药毒性的现代研究

主要通过有毒中药的毒性成分作用机理研究,明确中药的毒性。有毒中药的有毒成分主要包括生物碱类、有机酸类、重金属类、苷类和毒蛋白类等。造成的毒性反应包括皮肤过敏反应、致热反应,以及对循环、神经、呼吸、消化、造血各系统的损害等。具有毒性的中药成分很多,还有一些其他毒性成分,如秋水仙碱、雷公藤碱、乌头碱、黄药子皂苷、苍耳子毒苷、细辛挥发油等。应当注意的是,中药的功效与毒性之间关系密切,有些中药毒性成分既有药效作用也有毒副作用,具有双重性,这就需要采用炮制、煎煮、配伍等手段来减毒增效。

第六节　其他药性

中药传统药性除了四气、五味、升降浮沉、归经、毒性之外,另有一些药性理论内容对药物的其他特性如五臭、厚薄、动静、刚柔、润燥等做了阐释,了解这些可有助于更全面地认识药性,应用药性。

一、五臭

五臭为腥、臊、焦、腐、香五种药物特有的气味,包括原药材及煎煮后的气臭。《经籍籑诂·卷八十五》:"通于鼻者谓之臭。……古者,香气秽气皆名为臭"《素问·六节脏象论》:"天食人以五气,地食人以五味,五气入鼻,藏于心肺,上使五色修明,音声能彰。"王冰将五气注释为腥、臊、焦、腐、香五臭。其中臊像尿或狐狸散发的气味。《周礼·内饔》:"犬亦股而躁臊。"腥像鱼虾类散发出的气味,腐是指朽败腐烂的气臭,焦是指火烧物焦的气臭,香是指芳香的气臭。同时《内经》还用同气相求的规律指出不同的气臭主达的相应脏腑,如《素问·金匮真言论》记载:"东方青色,入通于肝……,其臭臊;南方赤色,入通于心……,其臭焦;中央黄色,入通于脾……,其臭香;西方白色,入通于肺……,其臭腥;北方黑色,入通于肾……,其臭腐"。以五臭配五脏,肝臭臊,心臭焦,脾臭香,肺臭腥,肾臭腐。药物所具的气臭与五脏的气臭相应,五臭入五脏,如五灵脂"气膻,入肝最捷";大枣"气味甘香,直走中宫而入脾胃"等。

此外,又有同气相应之说,以药物的气臭与人体某种物质的气臭相似而感应,使药物的效用直达病所,如《医学衷中参西录》指出:"鲜小蓟根味微辛,气微腥,性凉而润。为其气腥,与血同臭,且又性凉濡润,故善入血分,最清血分之热。凡咳血、吐血、衄血、二便下血之因热者,服者莫不立愈";水蛭"为其气腐,其气味与瘀血相感召,不与新血相感召,故但破瘀血而不伤新血"。药物的气臭与脏气或病气的相感应,起到治疗的作用。"五臭"学说用于临床实际,既可解释药物的功效,又可作为鉴别药物功效等依据。

五臭与五味在归经方面有关联。如臊与酸入肝经,焦与苦入心经,香与甘入脾经,腥与辛入肺经,腐与咸入肾经。临床用药时,在归经方面,既要考虑其五味,也要考虑五臭,多角度把握药性,促进中药药性的合理应用。

二、厚薄

《内经》创药性分厚薄之说,《素问·阴阳应象大论》:"阳为气,阴为味……味厚者为阴,薄为阴之阳,气厚者为阳,薄为阳之阴。"气味厚薄是由气味理论所派生的,将厚薄作为衡量气味浓淡的标志,进一步表示气味之间存在着强弱偏盛的特性,厚者强,薄者弱。

关于药性厚薄,《汤液本草·卷上》记述了药性厚薄的作用。其谓"味之薄者,为阴中之阳,味薄则通,酸、苦、咸、平是也。味之浓(厚)者,为阴中之阴,味浓则泄,酸、苦、咸、寒是也。气之浓(厚)者,为阳中之阳,气浓则发热,辛、甘、温、热是也。气之薄者,为阳中之阴,气薄则发泄,辛、甘、淡、平、凉、寒是也"。

临床分辨药物的气味厚薄,并以气味厚薄特点来论述药物的功效,促进合理用药。如麻黄气温味辛苦,为气之薄,功能发汗解表;附子辛、大热,为气之厚者,性为纯阳,以温热见长,作用于里,有温里回阳之功。麻黄、附子虽同为温热药,因为气味有厚薄之异,作用就有主表、入里之分,"发泄"与"发热"之异。又如大黄性寒,味苦,为味之厚者,功能泄泻通便,攻积导滞;茶苦,凉,为味之薄者,功能清利头目、通利小便。大黄、茶同为苦味药,因其厚薄不同,作用就有主通、主泄的差别。气味厚薄对于临床用药有指导意义,但每味药的气之厚薄、味之厚薄需要具体辨识。如《汤液本草·卷中》谓:"黄芩气寒,味微苦,苦而甘。微寒,味薄气浓,阳中阴也","黄连气寒,味苦。味浓气薄,阴中阳也"。只有把握每一味药的气味厚薄,才有望合理应用气味的厚薄以防治疾病。

辨别气味厚薄,对进一步把握中药药性气味,以及确认药物功效具有一定意义,也有助于推动药性气味理论的深入发展。

三、动静

动静药性主要表示药物作用的流动与静止、燥急与和缓等性能。

古代医家综合药物多种性能,进一步用"走""守"表示药物动静的属性。"动药"性"走","静药"性"守"。如《景岳全书·传忠录》提出:"气味之动静,静者守而动者走。走者可行,守者可安"。

动药多属阳,药性善走动,在人体内可通上达下,彻内彻外。此类药药性走窜,服用后药效发挥迅速,起效快,但维持时间相对短暂。

某些动药还有引经作用,即引诸药达病所,《本草述钩元》指出:附子"禀雄壮之质,有斩关夺将之气,能引补气药行十二经,以追复散失之元阳。引补血药入血分,以滋养不足之真阴。引发散药开腠理,祛逐在表之风寒。引温暖药达下焦,祛除在里之冷湿"。

静药具有静、守、缓等特点。熟地黄系静药的代表药,《本草求真·卷一》论述熟地黄:"阴虚而神散者,非熟地之守不足以聚之(守以制散)。阴虚而火升者,非熟地之重不足以降之(重以制升)。阴虚而燥动者,非熟地之静不足以镇之(静以制动)。阴虚而刚急者,非熟地之甘不足以缓之(缓以制急)。阴虚而水邪上沸者,舍熟地何以自制(水以引水),舍熟地何以归元。阴虚而精血俱损脂膏残薄者,舍熟地何以浓肠胃(浓以滋薄)"。

动药作用多以祛除邪为主,如大黄、麻黄、川芎、青皮、砂仁等。静药多属阴,性柔润凝滞而静,药效发挥也较缓慢,但药效维持时间较长。静药多能补益脏腑之不足、精血之亏虚,如熟地黄、枸杞子、山药、女贞子等。

动药与静药配伍,动药流动而不伤正气,静药沉静而不滞碍气机。如静药熟地黄与动药砂仁配伍,砂仁可以防止熟地黄滋腻、妨碍脾胃运化之弊。又如动药大黄与静药甘草同用,组成大黄甘草汤,甘草可使大黄泻下之力缓和而不伤正气。

动药具有流动之性,宜于脏腑气血滞碍之证,不宜于脏腑气血躁动之证。静药具有沉静之性,宜于脏腑气血不宁之证,不宜于脏腑气血阻滞之证。动药使用不当,走散正气。静药使用不当,阻滞气机。正如《景岳全书·传忠录》所载:"诸动者再动即散,诸静者再静即灭。"故临证用药,需要考虑药物的动静之性,以提高中药的临床疗效,减少副作用的发生。

四、刚柔

刚柔是药物的补阳与益阴、作用峻缓的综合药性表达。

中药的"刚柔"是建立在古代哲学基础上的一种既对立又统一的概念,刚,即坚硬、坚强;柔,即柔弱、柔软,二者是相对而言的。《素问·刺法论》:"刚柔二干,失守其位,使天运之气皆虚乎? 与民为病,可得平乎?"首次以"刚柔"阐释医学原理,是后世以刚柔论药性的前提,历代医家在此基础上发展为刚柔药性学说。刚为阳,柔为阴,故刚而动者其行急,急则迅发而无余,其起疾也速,其杀人也亦暴。柔而静者其行缓,缓则潜滋而相续,其起疾也迟,其杀人也亦舒。

凡具有温里散寒、回阳救逆功效的附子、干姜、肉桂等,泻下通便功效的大黄、芒硝等,泻水逐饮功效的甘遂、大戟、芫花等,温补肾阳功效的鹿茸、锁阳、淫羊藿等,此类药物大多性急、奏效迅速,可用于亡阳证、水饮内停、实热便秘、肾阳虚衰等危急病证,故认为其属于刚性药物。此类药物刚烈,宜暂服,不宜久服。

具有补阴、补血功效的生地黄、当归、麦冬、天冬、龟甲、鳖甲等,润肠通便功效的火麻仁、郁李仁等,柔肝敛阴功效的白芍、五味子、山茱萸等,补中益气的大枣、饴糖、山药等,养心安神功效的酸枣仁、柏子仁等,此类药大多柔润、甘缓、酸敛、咸软,能平调脏腑机能,具有补养之功,可用于气虚、血虚、阴虚及津亏肠燥便秘等证,故认为其属于柔性药物,多为阴柔、滋腻之品。

同一类药,因为药性峻缓之不同,也有刚柔之别。如同是祛风药,威灵仙性急快利,属风药之走窜快者,能宣利五脏,通行十二经,其药性"刚"。防风辛甘微温,为风药中的润剂,祛风而不燥,其药性"柔"。

刚柔药性,既有阴阳之分,又有缓急之别,阴证宜刚剂,阳证宜柔剂。急证宜刚剂以祛邪务快,缓证宜柔剂以缓缓图效。

《景岳全书·传忠录》:"气味之刚柔,柔者纯而缓,刚者躁而急。纯者可和,躁者可劫。"清代石芾南认为,刚柔代表药物的质地差异,《医原·用药大要论》:"草木虽微,其气味有阴阳之分,体质有刚柔之别。"药物的润燥之性不同,作用亦有缓急之异。刚药在生长过程中得天之阳气较多,药材质地较干,少津或无津,药效亦多燥烈,如干姜、附子、厚朴等,得天阳而气燥热,可回阳、可燥湿。柔药在生长过程中得地之阴气较多,药材质地细腻,富含油类、汁液,药效也柔弱和缓。如枸杞子、山茱萸等,得地阴而质润,力缓性质温和。

动静药性与刚柔药性均为药物的综合药性,且属对立药性。动、刚属阳,静、柔属阴,刚药多动,柔药多静。结合药物作用看,动药一般具有理气行滞、芳香化湿、泻下通便、活血化瘀等作用,多刚急峻猛;静药一般具有补血、补阴、收涩等功效,多柔润和缓。

五、润燥

润燥是针对具有"润燥"和"祛湿"功效类药物药性的归纳,所谓"润"是对能够祛除燥邪、滋养阴液,具有濡润作用的一类药物的药性概括;"燥"是对能够祛除湿邪、治疗湿证的一类药物的药性概括。润药属阴药,药性柔润、缓和;燥药属阳药,药性刚急、峻猛。

明代李时珍在《本草纲目》中指出,由于湿邪有外感、内伤的不同,根据"湿去则燥"的原则,将凡能除湿的药物如胜湿药、渗湿药、利湿药、逐湿药、祛湿药等,皆归属于燥剂。金代医家张从正在《儒门事亲》中将燥剂分成了热燥剂、平燥剂、苦燥剂三类,其中热燥剂包括干姜、高良姜、附子、胡椒等,平燥剂包括白术、陈皮、木香、防己、苍术等,苦燥剂包括黄连、黄柏、栀子、大黄等。燥药属阳药,多具有燥湿、化湿和中、利湿、祛风散寒、行气健脾、祛风除湿、燥湿化痰、温中祛寒等功效,治疗水湿内盛、寒湿盛等病证。燥药多为芳香辛苦温之品,其性燥烈,易化燥伤阴。

润药属阴药,多具有滋补精血、润肺化痰止咳、生津止渴、养阴润燥、养心安神、润肠通便等功效,治疗精血不足、燥咳痰黏、津伤口渴、阴虚内燥、肠燥便秘等病证。润药性纯静凝滞,大多有滋润濡养之性,质腻有碍脾胃。如熟地黄、麦冬、玉竹、石斛、枸杞子、南沙参、北沙参等。

润与燥为相反之药性,但在同一味药中,也有润燥之性相兼的情况。如秦艽辛、苦,凉,既能祛风湿而有燥性,又能退骨蒸而具润性,气味苦而不燥,辛而不急,兼能养血荣筋,药力缓和,与防风同被称为"风药中之润剂"。

润性药的主要功能是滋润养阴,主治阴虚证。燥性药的主要功能是燥湿,主治湿证。临床有阴虚与湿盛并存时,需要将润性药与燥性药并用,如《太平惠民和剂局方》甘露饮有润性药生地黄、熟地黄、天冬、石斛,燥性药有黄芩、茵陈,主治阴虚湿热证。

润性药应用不当,可能助湿。燥性药应用不当易于伤阴,临床应予注意。

六、补泻

补泻是针对虚实病证起主要治疗作用的两种药性概括。对于药物的补泻性能,早在《内经》已有论述。《素问·阴阳应象大论》:"形不足者,温之以气;精不足者,补之以味。……其实者,散而泻之。"《素问·脏气法时论》中又论述了五脏之苦欲以及用五味补泻的药性应用原则。如"肝欲散,急食辛以散之,用辛补之,酸泻之。……心欲软,急食咸以软之。用咸补之,甘泻之。……脾欲缓,急食甘以缓之,用苦泻之,甘补之。……肺欲收,急食酸以收之,用酸补之,辛泻之。……肾欲坚,急食苦以坚之,以苦补之,咸泻之"。

后世医家对于药物的补泻性能有进一步阐述。如张从正《儒门事亲·卷一·七方十剂绳墨订》对补剂与泻剂的药性论述到:"所谓补剂者,补其不足也。俚人皆知山药丸、鹿茸丸之补剂也。……世传以热为补,以寒为泻,讹非一日。岂知酸、苦、甘、辛、咸,各补其脏。……所谓泻剂者,泄泻之谓也。诸痛为实,痛随利减。经曰实则泻之,实则散而泻之,中满者泻之于内。大黄、牵牛、甘遂、巴豆之属,皆泻剂也。"《本草纲目·第一卷》对补泻药性记载到:"补可去弱,人参、羊肉之属是也。人参甘温,能补气虚。羊肉甘热,能补血虚。羊肉补形,人参补气,凡气味与二药同者皆是也。"又谓:"生姜之辛补肝,炒盐之咸补心,甘草之甘补脾,五味子之酸补肺。……不特人参、羊肉为补也"。该书在论述"泻"的药性时记述到:"泄可去闭,葶苈、大黄之属是也。……去闭当作去实。经云实者泻之、实则泻其子是矣。五脏五味皆有泻,不独葶苈、大黄也。肝实泻以芍药之酸,心实泻以甘草之甘,脾实泻以黄连之苦,肺实泻以石膏之辛,肾实泻以泽泻之咸是矣。"《内经》言补泻,是以脏腑苦欲论补泻为主,后世言补泻,则侧重以扶正祛邪论补泻。

疾病过程是千变万化的,但简而言之,则是邪正斗争的过程。虽然疾病的症状表现非常复杂,但都可用"虚""实"予以概括。如《素问·通评虚实论》指出:"邪气盛则实,精气夺则虚。"虚与实是反映机体正邪双方不足与有余的一对病理矛盾。中药能够改善机体虚实状态,减轻或消除虚实证候的药性作用,就以"补"或"泻"概括之。补泻药性,作用广泛而复杂,但可从两方面加以归纳:补性药物主要是补益人体的虚损,增强机体功能,提高机体抗病机能,改善机体虚弱症状。诸如益气、补血、滋阴、壮阳、生津、填精、益髓等,都属于补性的作用。泻性药物的作用主要是祛除外邪,调整机体脏腑功能,以制止病势的发展。诸如解表、泻下、行气、活血祛瘀、利水渗湿、祛痰、消导等,都属于泻性的作用。

有些药物是只有补性或泻性的,如大黄之泻性,人参之补性。有些药物则既有补性,又有泻性。如桂枝,发汗解肌属于泻性作用,而温通阳气则属于补性作用。又如茯苓,利水渗湿属于泻性作用,而健脾益气则属于补性作用。所以药性补泻是比较复杂的,对每一味药的补泻性能要客观分析而运用。

认识和应用补泻药性,是临床解决虚实证候的重要环节。虚则补之,实则泻之,这是应用补泻药性的基本思路。而有时候需要根据《内经》五脏苦欲特点以应用补泻药性的,有时候又需要依据五行关系如"虚则补其母"、"实则泻其子"等以应用补泻药性的,所以补泻药性在临床应用时需要灵活掌握。

中药药性是对中药作用性质与特征的高度概括,中药药性理论是关于中药有效性与安全性的理论,其中四气与五味是关于中药作用性质的理论,升降浮沉、刚柔、润燥、动静等是关于中药作用特征的理论,归经是关于中药作用部位的理论,毒性是关于中药安全性的理论,所以认真学习中药药性的主要内容,对于合理应用中药是至关重要的。

【复习思考题】

1. 药性理论主要有哪些内容?
2. 四气的作用有哪些?
3. 五味的作用及其对临床的指导意义有哪些?
4. 临床如何合理应用中药的升降浮沉性能?
5. 中药归经的依据有哪些?
6. 如何将四气五味与归经结合起来认识药性?
7. 何谓中药毒性? 中药中毒的常见因素有哪些?
8. 临床如何做到安全用药?
9. 怎样根据动静药性、刚柔药性合理应用中药?
10. 临床如何合理应用中药的补泻性能?

第六章 / 确定中药药性的依据

中药药性是中药作用性质和作用特征概括,主要内容包括四气、五味、归经、升降浮沉、毒性及刚柔等内容,它是如何确定的呢?我们可以从药物功效、质地、形状、入药部位、采收时间、气味、物性、色泽及生境等方面寻找依据,探讨此对于深入了解及合理应用药性,应有裨益。

第一节 功效确定药性

一、功效确定四气

药性的寒热温凉称为四气,又称四性,是由药物作用于人体所产生的不同反应而概括出来的,与所治疾病的寒热性质是相对而言的。《内经》载:"寒者热之,热者寒之。"病人高热烦渴,面红目赤,咽喉肿痛,脉洪数等,病属阳热证,应用石膏、知母、栀子等药物治疗后,热象得以缓解或消除,说明上述药物药性是寒凉的。反之,如病人表现为四肢厥冷,面色苍白,脘腹冷痛,脉微欲绝等阴寒证,使用附子、肉桂、干姜等药物治疗后,寒象得以缓解或消除,说明上述药物药性是温热的。

患者服用药物,可以发现药物的四气,而健康人群服用药物,也可发现药物的四气。如健康人服用大黄、麦冬之类的药物,出现腹痛、腹泻、口不渴等寒象,说明这些药物药性是寒凉的。服用附子、干姜之类的药物,出现口干、口苦、大便干结等热象,说明这类药物药性是温热的。

可见,中药四气的确定,是通过药物进入人体后,由人体对药物的反应中分析、总结出来的,是人们从长期的医疗实践中概括出来的。

二、功效确定五味

五味作为药性之一,是指药物有酸、苦、甘、辛、咸五种不同的味道,五味的确定,一方面是通过口尝获知,即用人的感觉器官分辨出来的,是药物真实滋味的反映,这种味称为"口尝味"。另一方面是通过长期临床观察,从功效中总结、概括出来的,这种味称为"功能味"。

古人首先根据药物的口尝味确定药物的五味,如大枣、蜂蜜之甘,芒硝、盐之咸,生姜、细辛之辛,大黄、黄连之苦,乌梅、五味子之酸,芒硝、鹿茸之咸等。

临床实践发现,味辛的药物,多数具有行散作用,如生姜、大葱味辛,服用后能发汗解表。味甘的药物,多数具有补益、缓急、调和等作用,如熟地黄味甘能补血,黄芪味甘能补气,甘草味甘能缓急等。味苦的药物,多数具有燥湿、降泄等作用,如黄连味苦能燥湿,栀子味苦能清泄等。味酸的药物,多数具有收敛、生津等作用,如乌梅味酸能生津,山茱萸味酸能收敛固脱等。咸味药多数具有泻下、软坚等作用,如芒硝味咸能软坚泻下等。

由于口尝味与功效有一定的联系,所以临床实践中又进一步由功效反推其药物的五味,于是就有了"功能味"的出现。

药物的"功能味"与其真实滋味关系不大,主要是由功效概括出来的。如葛根口尝味"微甜",但因其具有解肌退热、透疹等辛味的能散、能行作用,故谓其味甘、辛。鹿茸口尝味"微咸",但因其具有壮肾阳、益精血等甘味的补益作用,故云其味甘、咸。青葙子口尝味"淡",但由于其具有清泻肝火等苦味的清泄作用,故曰其味苦。鳖甲口尝味"淡",但因其具有软坚散结等咸味的软坚作用,故谓之味咸。地榆口尝味"微苦、涩",却因其具有凉血止血、解毒敛疮等酸味的收敛之功,故谓之味酸、涩,又名酸豉。

中药五味的确定,居多是由功效总结而来的,所以中药的"味"代表着中药的功效,有什么样的味,就有什么样的功效。甘味有补益缓急之功,苦味有燥湿降泄之用,辛味有行散之力,酸味有收敛生津之能,咸味有软坚泻下之效。

由于"味"与功效紧密相连,故中医言中药时,通常谓之一味药,即具有某类功能的中药,而不称谓一种药(中药资源概念)。

一般来讲,功效为解表、行气、活血,用于治疗表证及气血阻滞证的药物常确定为辛味。具有补虚、缓急、和中及调和药性等作用,用于治疗各类虚证、筋脉拘挛等证的药物常被视为甘味。具有收敛固涩,可固表止汗、敛肺止咳、涩肠止泻、固精缩尿、固崩止带等作用,用于治疗体虚自汗、久咳虚喘、久泻久痢、遗精滑精、遗尿、崩漏带下等证的药物常确定为酸、涩味。具有清热泻火、降逆下气、泻下通便、燥湿及坚阴等作用,用于治疗高热烦渴、肺气上逆、胃气上逆、热结便秘、寒湿、湿热等证的药物多定义为苦味。具有泻下通便、软坚散结作用,用于治疗大便燥结、痰核、瘿瘤、癥瘕痞块等证的药物常认为是咸味。

从中药"味"与真实滋味、与功效的联系看,五味的确定,除口尝而知外,主要是以功效推绎为依据而确定的。

三、功效确定升降浮沉

中药的升降浮沉是药物进入人体后的四种不同作用趋向。升,即上升,趋向于上;降,即下行,趋向于下;浮,即向外发散,趋向于外;沉,即向内收敛,趋向于内。升降浮沉就是指药物对机体有向上、向下、向外、向内四种不同的作用趋向,虽然受炮制、配伍等诸多因素的影响,但多数药物的升降浮沉之性是以药物功效为依据而确定的。

凡能改善或消除病势向下、向内(如脱肛、遗尿、崩漏、表证不解等),具有疏散解表、宣毒透疹、宣肺止咳、温里散寒、暖肝散结、温通经脉、行气开郁、活血消癥、开窍醒神、升阳举陷、涌吐等作用的药物,趋向多为上升、向外,药性属于升浮。反之,能改善或消除病势向上、向外(咳喘、呕吐、呃逆、自汗、盗汗等),具有清热泻火、泻下通便、利水渗湿、重镇安神、平肝潜阳、息风止痉、降逆平喘、止呕止呃、消积导滞、固表止汗、敛肺止咳、涩肠止泻、固崩止带、涩精止遗、收敛止血、收湿敛疮等作用的药物,趋向多为下行、向内,药性属于沉降。所以,通过功效可以推知药物的升降浮沉之性。

另外,有些药物因功效具有多重性,药物的作用趋向也具有多向性,张元素《医学启源·卷之下》谓:甘草"气薄味厚,可升可降",当归"气厚味薄,可升可降"。再如麻黄,上能宣通肺气,外能发汗解表,内能止咳平喘,下能利水消肿;牛蒡子味辛能疏散风热而性升浮,味苦寒能通便而性沉降等,此类药物能升能降,即具有升降浮沉性能的双向性。

四、功效确定归经

中药的归经是指药物对于机体某部分的选择性作用,即某药对某些脏腑经络有特殊的选择作用,因而对这些部位的病变起着主要或特殊的治疗作用,"归"是指药物对作用部位的归属,"经"则是指脏腑,经络。金元以来,有关药物归经的论述,都是以脏腑、经络理论为基础,以药物功效为依据的。

中药在不同脏腑发挥作用,可以推知其归何经。心主血脉而藏神,朱砂功能清心镇静安神,主治心悸易惊、失眠多梦、癫痫发狂等,故知朱砂归心经。肺主气,司呼吸,苦杏仁功能降气平喘止咳,主治咳嗽气喘、胸满痰多,故知杏仁归肺经。肝主疏泄而藏血,香附功能疏肝理气、调经止痛,主治肝郁胸胁胀痛、疝气疼痛、月经不调等,故知香附归肝经。脾主运化、主升清,山药功能补养脾胃,主治脾虚食少、便溏形瘦等,故知山药归脾经。肾藏精,主生殖,肉苁蓉功能补肾阳、益精血,主治肾阳不足、精血亏虚之阳痿不孕、腰膝酸软、筋骨无力等,故知肉苁蓉归肾经。

中药在不同经络发挥作用,可以推知其归何经。如麻黄、桂枝分别为麻黄汤、桂枝汤的主药,均主治太阳表证,故知其归入足太阳膀胱经。石膏、知母是以清泻阳明经实热为主要功能的,故知其归入足阳明胃经。柴胡具有和解少阳的功效,故知其归入足少阳胆经。干姜温中散寒,主治脾胃虚寒证,故知其归入足太阴脾经。附子回阳救逆,是治疗少阴寒化证四逆汤的主药,故谓其归入足少阴肾经。吴茱萸暖肝散寒,是治疗肝经寒气上逆的干呕头痛吐涎沫之吴茱萸汤的主药,故知其归入足厥阴肝经。

又如羌活、葛根、柴胡、吴茱萸同为治头痛之药,因其所治头痛的部位不同,故归经也有差异。如羌活善治后头痛,而足太阳膀胱经"络脑""下项",其经脉经过后头部,故知羌活主入太阳经。葛根善治前额头痛,而足阳明胃经"循发际,至额颅",其经脉经过前额,故知葛根主入阳明经。柴胡善治偏头痛,而足少阳胆经"从耳后,入耳中,出走耳前,至目锐眦后",其经脉经过头部的一侧,故知柴胡主入少阳经。吴茱萸善治巅顶头痛,而足厥阴肝经"连目系,上出额,与督脉会于巅",其经脉经过头顶,故知吴茱萸主入厥阴经等。

再如外感热病,热在卫分,见发热、微恶风寒、头痛、咽痛等,用金银花、连翘以辛凉解表,清热解毒有效,可知此类药入卫分。热入气分,见面赤恶热、高热烦渴等,用石膏、知母等以发挥清热泻火、生津止渴作用,可知此类药入气分。热入营血,见身热夜甚,心烦躁扰,甚则神昏谵语,斑疹隐隐,或吐血衄血等,用生地黄、玄参、犀角等以清热凉血有效,可知此类药入营血分。

总之,确定中药的归经,主要依据是功效,但需要与脏腑经络理论相结合,才能客观判定药物作用的归属部位。

第二节　质地确定药性

《神农本草经百种录·上品·丹砂》:"凡药之用,或取其气,或取其味,或取其色,或取其形,或取其质……各以其所偏胜而即资之疗疾,故能补偏救弊,调和脏腑"。根据中药的药类法象理论模式,中药质地可作为确定药性的依据之一。

中药的质地是指中药材的形状、软硬、轻重、坚韧、疏松、致密、黏性或粉性等特征。清代汪昂在《本草备要·药性总义》中指出:药物质地"轻清升浮为阳,重浊沉降为阴","凡药轻虚者浮而升,重实者沉而降。"花类药质地轻,种子类药、贝壳类药质地重,故有"诸花皆升""诸子皆降""介类潜阳"之说。一般来讲,凡花、叶、皮等质地轻松的药物,大多具有升浮性质,如荆芥、细辛、紫苏叶、菊花、辛夷、薄荷、蝉蜕等,质地轻而升浮走表向上,具有发散表邪、宣肺止咳、宣毒透疹、升举阳气、催吐等作用,治外感表证。种子、果实、矿物、贝壳等质地沉重的药物,大多具有沉降性质,如车前子、紫苏子、桃仁、白果、槟榔、石膏、寒水石、代赭石、牡蛎、石决明等质重沉降而走里向下,有清热泻火、利水渗湿、破血逐瘀、平肝潜阳、息风止痉、镇心安神、降逆止呕、泻下通便、降气平喘之功。

中药的质地与升降浮沉的关系并不是绝对的,除上述一般规律外,也具有特殊性,有些质地轻的中药可能具有沉降之性,如旋覆花虽然质轻,但药性属沉降而不升浮,功效可降逆止呕、降气化痰。番泻叶虽然质轻,但药性属沉降而不升浮,功效可泻下通便。有些种子类药却具有升浮之性,如蔓荆子系种子类药,具有疏散风热、清利头目等作用。此外,有些药物本身具有双向性,可升可降。如根类药川芎能上行头目,下行血海。块茎类半夏既能辛散开结,又能降逆和胃。动物类白花蛇既能内走脏腑,又能外彻皮肤。

药物质地的黏滑性也是确定药性的一种依据。如白及质黏,有很强的黏合性,故其性收敛,具有收敛止血生肌之功。又如滑石,具有利水通淋、清热解暑等功。前人认为,该药质地光滑,故能通利。《神农本草经百种录·上品》:滑石"以质为治,凡石性多燥,而滑石体最滑润,得石中阴和之性以成,故通利肠胃,去积除水,解热降气。石药中之最和平者也"。

通过药物质地来确定药性是前人通过观察、类比以及临床用药的经验总结、理论概括,虽然有其局限性,但也值得进一步研究和应用。

第三节　入药部位确定药性

《本草备要·药性总义》:"药之头入头,干入身,枝入肢,皮行皮。"汪氏明确提出,中药入药部位不同,进入人体后的作用部位是有区别的,这是确定中药归经约性的依据之一。

《汤液本草·卷之二》:"凡根之在上者,中半已上,气脉之上行也,以生苗为根;中半已下,气脉之下行也,入土以为梢。病在中焦与上焦者用根,在下焦者用梢。根升梢降。大凡药根有上、中、下,人身半已上,天之阳也,用头;在中焦用身,在身半已下,地之阴也,用梢,述类象形者也。"陈嘉谟《本草蒙筌·卷之一》论述当归的应用时指出:"瘀血在上焦,与上焦之血少,则用上截之头;瘀血在下焦,与下焦之血少,则用下截之尾;若欲行中焦瘀血,与补中焦血虚,则用中截之身。匪独当归为然,他如黄芩、防风、桔梗、柴胡亦皆然也"。

再如甘草,《本草从新·卷一》论述其入药部位作用部位的相关性,其谓:"甘草头(宣、涌吐),消肿导毒(在上部者效),宜入吐药。甘草梢(达茎中),止茎中痛,淋浊证用之(取其径达茎中也)。"可见,入药部位不同,药物进入体内的作用部位也因之而异。

入药部位有助于确定药性的归经,如"心可入心"。植物药的"心",包括部分种子如连翘种子称为连翘心,部分药材的木质部如远志的木质部称远志心,部分胚芽如莲子的胚芽称莲子心等。植物药的"心"善于入走心经,如去心连翘(果壳)主入肺经,功能疏散风热、消痈散结,而连翘心则善清心热,主治热陷心包、神昏谵语的清宫汤即使用连翘心。

以脏入脏也说明入药部位不同,归入人体不同的脏腑经络。动物的肝、心、脾、肺、肾,分别长于归入人体的肝、心、脾、肺、肾经。如《本草纲目》记载:羊肾治肾虚精竭,羊肝治翳膜羞明(肝开窍于目),羊胃治胃虚消渴等。《医学衷中参西录·治消渴方》的滋膵饮用猪的胰腺治疗人的胰腺功能障碍的糖尿病,并谓"盖猪胰子即猪之胰腺,是人之胰腺病,而可补以物之也"。

入药部位有助于确定药物的作用部位。如皮可达皮、枝可达枝、藤可通络等。植物药的皮可以到达人体的肌表,治疗肌肤病,如茯苓皮、大腹皮、生姜皮等走皮下,治疗水停皮下之水肿有效。枝可达枝,如桑枝、桂枝等可以到达人体的四肢治疗四肢痹证等。藤类药如鸡血藤、首乌藤、海风藤等,皆能通经活络。

中药的果核可以治疗人体"核"一类疾病,即"以核治核"。如山楂核、橘核、荔枝核等善于治疗睾丸肿痛、乳房结核等。

此外,入药部位有助于确定药性的升降。"凡芦皆吐"。人参芦、防风芦等,其药性皆主上升,有涌吐作用。

可见,入药部位与药性是有一定联系的,体现了中医"以形养形""同形相趋""同气相求"的理论。临床用药时,在把握一般药性的同时,注意参考饮片的用药部位,应有益于合理用药。

第四节　采收确定药性

药材的采收时间与中药药性也有关联。中药的根、茎、叶、花、果实等不同药用部位在生长发育的不同时期,所含的有效成分含量各不相同。有效成分含量的多寡是药性的物质基础,因此采收时间不同,药物的药性强弱也有一定的差异。古代医家历来注重中药的采收时节,孙思邈《千金翼方·卷第一》:"夫药采取,不知时节,不以阴干暴干,虽有药名,终无药实,故不依时采取,与朽木不殊,虚费人工,卒无裨益。"而在民间亦有"当季是药,过季是草"之说,强调中药适时采收对确保药性,保证药效至关重要。

采收时间与药性具有一定的相关性,天地间气候的变化影响了药物的生长化收藏,从而导致药物"气味"不同,形成了药性的差异。《汤液本草·东垣先生类药法象》:"凡诸草木昆虫,产之有地;根叶花实,采之有时。失其地,则性味少异;失其时,则气味不全。"寇宗奭《本草衍义·卷之十》:"款冬花,百草中,惟此不顾冰雪,最先春也……入药须微见花者良,如已芬芳,则都无力也。"这些文献都明确指出了采集时节与药性强弱密切相关。又如茵陈,乃地上全草入药,自古有"三月茵陈四月蒿,五月砍了当柴烧"的民间谚语(此药在不同地区有不同说法),强调了茵陈的采收时节对药性影响之大。

通过长期的中药采收及临床应用实践观察,使得中药的采收理论逐步发展。陈嘉谟《本草蒙筌·总论·收采按时月》:"茎叶花实,四季随宜,采未老枝茎,汁正充溢;摘将开花蕊,气尚包藏。实已熟,味纯;叶采新,力倍……其诸玉石禽兽虫鱼,或取无时,或收按节,亦有深义。"指出了药物有一定的采收时节,采收时节随药物种类、部位不同而各异,而要保障药性完备,提高临床疗效,就要注意把握适宜的采收物候。

对于全草类药,多数在植株充分生长时采收。研究表明,益母草是全草入药,其主要有效成分为益母草碱,其在花蕾期、盛花期与果熟期采收,虽然都是采收了全草入药,但益母草碱的含量差别甚大,花蕾期0.93%,盛花期1.26%,果熟期0.39%。所以益母草的最佳采收期可考虑为盛花期。

叶类药的采收通常在植物叶片生长茂盛时采收,此时性味完备,药力雄厚,适宜采收,如荷叶、艾叶、大青叶等。有些药材采集时间特殊,如霜桑叶在深秋或入冬经霜后采收,此时自然界天气肃降,渐至收藏,桑叶于此阶段禀受金气至全,金可制木,故经霜桑叶既能疏散风热,又长于清肝明目、凉血止汗。

花类药材通常在含苞未放或刚盛开时采收,以免香气散失,药性降低,并宜选择晴天进行,以便迅速干燥,如金银花、槐花、菊花等。花粉入药,宜在花朵盛开时采收,如蒲黄等。有些花类如槐花,其主要有效成分是芦丁,花蕾期(槐米)采收,芦丁含量23.5%,盛花期(槐花)采收,芦丁含量13%。所以,中药的采收物候对药性的影响应予以重视。

果实类药材一般应在果实成熟时采收,气味醇厚,药性完备,如栀子、马兜铃、瓜蒌、陈皮等。有些应在果实未成熟时采集,药力峻猛,如青皮等采收其幼果,行气之力显著大于成熟果实的果皮(陈皮),行气力量强者谓之破气,故有青皮破气、陈皮行气之说。

皮类中药,常在清明至夏至剥皮,此时植物生长茂盛,体内浆液充沛,药性显著,并容易剥离,如黄柏、厚朴、杜仲等;但肉桂应在寒露前采剥,此时含油丰富,辛热之性显著,且易于剥取。

根及根(块)茎类药,通常在深秋或初春采收,即农历二、八月。《神农本草经集注》记载:"其根物多以二月八月采者,谓春初津润始萌,未充枝叶,势力淳浓故也。至秋枝叶干枯,津润归流于下……春宁宜早,秋宁宜晚。"初春、深秋为植物休眠期,有效成分多贮藏在根或根茎,药材质量好,产量高,如大黄、桔梗、黄连等。但有些根类药材需在夏天采收,如半夏、延胡索等。

药材的采集时节还应根据各地不同气候特点来决定。李时珍以粳米举例,说明各地气候不同,具体采收时间不同,药性亦有差异。《本草纲目·第二十二卷》:"北方气寒,粳性多凉,八九月收者即可入药。南方气热,粳性多温,惟十月晚稻气凉乃可入药。迟粳、晚粳得金气多,故色白者入肺而解热也,早粳得土气多,故赤者益脾而白者益胃。"因此,各地药材的采集时间应灵活掌握。

由上可知,不同季节采收中药,对药性是有影响的,所以中药药性的确定与采收物候也有关系。适时采收,药力强,失时采收,药力弱。故中药生产,应注意采收时间对药性的影响。

第五节　物性确定药性

物性是指植物药的生长特性及动物药的生活习性,如桑寄生、菟丝子寄生于其他植物体上,鹿茸、蛤蚧、阿胶为血肉有情之品,蜈蚣、穿山甲、蕲蛇性善通行走窜,龟甲、鳖甲、石决明为水生动物甲壳等。

物性是早期确定中药药性的依据之一。应用取象比类思维,将中药的物性与阴阳、五行、藏象学说相联系,能进一步确定中药的药性,对此,古代本草文献有部分记述。《本草述钩元·卷二十二》:"侧柏叶……万物皆向阳,而柏独西指,盖得木之正气而顺受金制者",意为侧柏叶向西侧生长的枝叶茂盛,西侧属金,与肺相应,故该药归肺经,其性微寒,可凉血止血,善治肺胃出血。

《本草述钩元·卷十八》：荔枝核"利厥阴，行散滞气，……其实双结，而核肖睾丸，故其治疝卵肿。"肝经绕阴器，抵少腹，男性睾丸，左右各一，荔枝核之果双实，外形类似睾丸，故归肝经，长于散结而治睾丸疼痛。

菟丝子、桑寄生均为寄生性植物，故有安胎之功，是治疗肝肾亏虚、胎元不固之胎动不安的常用药。菟丝子还善于治疗遗精，《本草新编·卷之二》："天下有无根草木如菟丝子者乎，亡有也。故其治病，有不可思议之奇。人身梦遗之病，亦奇病也，无端而结想，无端而入梦，亦有不可思议之奇。……用菟丝子治梦遗者，以异草治异梦也，乃服之而效验如响，亦有不可思议之奇。"陈氏对菟丝子治疗遗精的药理解释，就是将菟丝子的物性与遗精病的病性结合在一起阐述的。

牛膝的药性特点是下行，作用部位主要在下焦。该药之所以有如此性能，与其生物特性有关。清代医家徐大椿《神农本草经百种录·上品》：牛膝"乃以形而知其性也。凡物之根皆横生，而牛膝独直下，……下血降气，为诸下达药治先导也。"可见，牛膝之沉降之性，能够引群药以下行，治疗下焦疾病，与其植物性能有关。

《本草乘雅半偈·第一帙》记述了麦冬的物性与药性的关系："麦门冬，叶色尝青，根须内劲外柔，连缀贯根上，凌冬不死，随地即生。以白色可入肺，甘平可入脾，多脉理可入心，凌冬可入肾，长生可入肝，虽入五脏，以心为主，心之肾药也。"故麦冬有养阴生津、清心除烦等作用。此外，浮萍浮于水面，故能疏散风热，生于水中而不惧水，故能利水消肿。柽柳一年三花，故有较好的发散作用而能发表透疹。所以有些药物的药性从其植物特性分析，也是认识药性的一个途径。

药物的形状也可以帮助我们认知药物的性能。杜仲有补肝肾、强筋骨等作用，《神农本草经百种录·上品》阐述其强筋骨作用的药性机制谓：此物折之"有丝连属不断，有筋之象焉，故又能续筋骨。因形以求理，则其效可知矣。"肉苁蓉功能补肾阳、益精血、润肠通便，《神农本草经百种录·上品》分析其补肾壮阳的药性基础时指出："此以形质为治也，苁蓉象人之阴，而滋润黏腻，故能治前阴诸疾。"这些都是药物法象理论的一部分代表性内容。

就动物药而言，其药性也有与物性相关。《本草征要·第一卷》："龟禀北方之气，故有补阴之功……龟鹿皆永年，龟首藏向腹，能通任脉，取下甲以补肾补血，皆阴也。鹿鼻反向尾，能通督脉，取上角以补火补气，皆阳也。"任脉行于腹部正中线，督脉行于背部正中线，龟首缩于腹中而能通任脉，补一身之阴。鹿鼻常对其尾而能通督脉，故该药通督脉，补一身之阳。

《本草纲目·第四十二卷》："蚯蚓……在物应土德，在星禽为轸水，上食槁壤，下饮黄泉，故其性寒而下行，性寒故能解诸热疾，下行故能利小便，治足疾而通经络也。"蚯蚓常年处于地下，故其性属阴性寒，功能清热解毒。居于地下，其性下行，入膀胱经故能利水通淋，入肺经故能降气平喘，并可引药达于足部。虫性善行，虫类搜风，故蚯蚓尚能通络止痛、息风止痉。

《本草崇原·卷下》对斑蝥药性的论述也与其物性相关："斑蝥感秋气，食豆花，气味辛寒，色兼黄黑，盖禀金水之化而为毒虫，故主散恶毒，消恶疮，攻死肌，破石癃，乃以毒而攻毒也"。

经过长期的临床观察、实践，根据物性总结了一些药物的性能规律。禽兽乃血肉之品，与人之血肉相近，故多滋补；虫类药物，性善走窜，多入肝经，能搜风通络；水生动物潜伏水下，其贝、甲壳多咸寒，沉降，可潜阳。这些都可供用药时参考。然而单纯通过物性直接推导中药药性，有时较为牵强，也存在一定的局限性，因此，临床上需将物性与其他认知药性的思路相结合，才能比较全面客观的把握药性。

第六节　色泽确定药性

色泽是凭视觉而直接感知中药材的颜色与光泽的，如青黛、青皮色青，朱砂、大枣色红，大黄、黄芪色黄，白芷、白果色白，磁石、玄参色黑等。早期本草文献中，中药五色被归入"药性"，属于"广义药性"之一。现今，色泽是中药材的性状之一。

《内经》最早记载了"五色"，并与五行、五脏相联系。《素问·阴阳应象大论》："东方生风，风生木，木生酸，酸生肝，……在色为苍"，"南方生热，热生火，火生苦，苦生心……在色为赤"等。《内经》中五色指的是"青（苍）、赤、黄、白、黑"，五色含义广泛，可为面色、舌质色、舌苔色等。《内经》确立的五色应五脏的关系，成为后世确定中药归经的重要依据之一。

通过药物色泽，联系五行、五脏理论，能推知药物的归经，因此药物的色泽成为确定中药药性的一种依据。《本草纲目·第一卷》将五色列为药性，并且讨论了药物"五色"与归经的关系，"空青法木，故色青而主肝；丹砂法火，故色赤而主心；云母法金，故色白而主肺；磁石法水，故色黑而主肾；黄石脂法土，故色黄而主脾。"后人多以此为据，进一步总结了药物色泽与归经的关系。《本草备要·药性总义》："凡药青属木入肝，赤属火入心，黄属土入脾，白属金入肺，黑属水入肾，此五色之义也。"药物的青、赤、黄、白、黑五色，分别对应于人体的肝、心、脾、肺、肾五脏，即药物青色入肝经，赤色入心经，黄色入脾经，白色入肺经，黑色入肾经。如鳖甲、青黛、青皮均色青，入肝经；朱砂、丹参、红花均色赤，入心经；黄芪、黄精、人参均色黄，入脾经；天花粉、白芷、白果均色白，入肺经；玄参、桑椹、杜仲等均色黑，入肾经。

赤色药物除归心经外，还可入"血分"。《侣山堂类辩·药性形名论》："色赤者走血"，即药色赤者入血分，可补血、凉血、活血、止血，因此，药物色赤者可考虑其入心、肝经，如大枣入心经，可补血；红花入心、肝经，可活血通经；茜草入肝经，可凉血化瘀止血；鸡冠花入肝经，可收敛止血。

根据五色及五行生克理论，《十药神书》提出"血见黑则止"。出血病，因血色赤属火，中药炒炭后色黑属水，水能克火，故炭药能治疗出血证，如荆芥炭、棕榈炭、藕节炭等，均有良好的止血作用。

此外，药物的颜色还有兼色的。《药品化义·卷一》辨药八法中色有七种，即"青、红、黄、白、黑、紫、苍"，其中紫与苍属于复合色。《本草品汇精要》除五色外，还有紫、绿、紫褐、紫黑、黄褐等多种兼色，如使君子紫黑，龙胆草色灰带紫，款冬花粉红等。除五色外，其余多种颜色及兼色不能直接与五脏、五行相对应，因此，将褐色或归为赤色之类，或归为黄色之类，紫色或归为青色，或归为赤色，如此归类未免牵强，应进一步研究。但有些兼色是可以说明药性的，如地榆似柳根，外黑里红。血色红，血见黑则止，地榆之根，黑色包裹着红色，故其善于止血，为治疗痔疮下血、便血的要药。

药物五色理论对临床用药有一定的指导意义，但不可拘泥，因其存在一定的局限性。首先,药物的五色与归经不是完全的对应关系。如人参、甘草色黄入脾经,而黄柏、牛黄虽色黄,却分别主入肾经与心、肝经。因此,确定一味药的药性,需要从多角度综合把握,仅凭色泽推断归经难免有些片面。

第七节　生长环境确定药性

中药的主要来源是天然的动物、植物、矿物,而天然药物离不开一定的生存环境,因此生存环境是否适宜,直接影响到中药的药性,从而影响到药物的质量和疗效。《新修本草·序》:"凡草木、昆虫、动植物、矿物之类,产之有地;失其地,则性味不同,地道不真,优劣迥异。"可见,中药的生长环境与其药性密切相关。

我国地域辽阔,大部分地区处于北温带,并有寒温带、亚热带、热带气候,且地貌复杂,由江河湖泊、山川丘壑、平原沃野等形成了复杂的自然地理环境,不同地域的气候、土壤、地形等不尽相同,甚至南北迥异。由于生长环境不同,不同地域的中药品种、产量、质量等均有一定的差异,诚如陈嘉谟《本草蒙筌·总论》所言:"一种之药,远近虽生,亦有可相代用者,亦有不可代用者。可代用者,以功力缓紧略殊,倘倍犹足去病。不可代者,因气味纯驳大异,若妄饵反致损人"。

四时环境对药性形成的影响。根据药物的生长环境,借助法象思维,有助于确定中药药性。《本草纲目·第二十二卷》引陈藏器言:"小麦秋种,夏熟,受四时气足,兼有寒、热、温、凉,故麦凉、曲温、麸寒、面热"。《神农本草经疏·卷之一》:"天门冬正秉大寒之气以生,得地之阴精独厚,味虽微苦甘而带辛,其气大寒"。《神农本草经读·卷一》:"黄连气寒,秉天冬寒之水气。……防风禀天春木之气而入肝;味甘无毒,得地中土之味而入脾"。乌梅冬季开花(梅花),夏季果熟,备受春气,春季对应五味之酸,故乌梅味酸。上述这些论述,说明不同药物在生长过程中,受不同季节的气象影响,药性各有特点。

地域环境对药性形成的影响。《本草崇原·卷上》:"薯蓣,气味甘平,始出中岳,得中土之专精,乃补太阴脾土之药,故主治之功皆在中土。……车前,好生道旁,虽牛马践踏不死,盖得土气之用,动而不精者也。……车前得土气之用,土气行则水道亦行,而膀胱之气不癃矣。不癃则痛止,痛止则水道之小便亦利矣"。故山药长于健脾益胃,车前子长于清热利水通淋。《中华本草》收载药物8980味,经统计,其药性自然分布规律是寒凉性的占41.7%,温热性的占24.95%,平性的占27.71%,尚有少数药物没有确定药性。而生长在潮湿环境的药物125味,寒凉性的占55.01%,温热性的占15.91%,平性的占23.3%。可见,生长在潮湿环境的药物,药性偏于寒凉。

此外,同一种植物,因为生长环境不同,亦会存在药性的差异。如桑寄生可寄生于桑树、梨树、桃树等多种植物上,寄生的宿主不同,桑寄生药性也不同,故《本草纲目·第三十七卷》载:"桑寄生……须自采或连桑采者乃可用,世俗多以杂树上者充之,气性不同"。石斛,有生于石上的,有生于木上的。即使同一种石斛,因为生境不同,药性也有差异,生石上者谓之石斛,功能清热养阴生津,生木上者俗称木斛,前人轻虚不可入药。

人们通过对药材的长期观察、应用与比较,认识到即使同一种药物,由于生长环境不同,其质量优劣亦不一样,并逐渐形成了"道地药材"的概念。道地药材,又称地道药材,指历史悠久、产地适宜、疗效突出、品种优良、产量丰富、炮制规范、带有地域特点的药材。虽然道地药材的确定与药材的产地有关,但应综合考量各因素,其中临床疗效则是关键指标。东北产人参、四川产川芎、江苏产薄荷、甘肃产当归等均是传统的道地药材。

虽然药物的生长环境对药性的形成具有一定的影响,但其规律性有待进一步考察。

总之,中药药性的确定依据不是唯一的,而是通过多种因素综合、归纳形成的。所以对于一味药的药性,需要从多方面认知,如此才能够比较全面的把握其药性。

【复习思考题】

1. 如何根据功效确定药物的四气与五味?
2. 举例说明,如何根据药物的质地认识中药药性?
3. 如何根据药物的入药部位认识中药药性?
4. 怎样从药物的生物特性认识中药药性?
5. 试述药物生长环境对药性形成的影响。

第七章 / 影响中药药性的因素

    中药的药性决定着中药的安全性及其临床疗效。中药材经炮制成饮片或进一步制剂加工为中成药,经临床医师辨证论治、遣药组方后为患者服用。中药材进入临床需经过炮制加工、辨证配伍、制剂成型、煎煮服用、贮藏等一系列环节,每个环节都会对中药药性产生影响,有些影响会增强中药药性,有些影响会减弱中药药性,有些影响会从根本上改变一味药物的药性,因此我们熟悉影响中药药性的因素,以便于更好地发挥药效,确保临床用药的安全有效。

第一节 炮制对中药药性的影响

    中药材主要来源于植物药、动物药与矿物药,经过产地初步产地加工后成为原药材;原药材一般不可直接应用于临床,需要经过炮制加工成中药饮片后才能在临床组方配伍,这是中医用药的一大特色。传统炮制的制药原则是运用中药的药性相制理论与七情和合的配伍理论作指导,选用麦麸酒、醋、河砂、蜂蜜、甘草汁等适宜的辅料,运用蒸、炒、炙、煅、水飞等炮制方法对中药进行炮制,用来制约药物的偏颇之性,增强药物疗效,达到临床用药的要求。清代徐灵胎在《医学源流论》的"制药论"中专门论述中药炮制的原则:"凡物气大力厚者,无有不偏,偏则有利必有害,欲取其利,而去其害,则用法以制之,则药性之偏者醇矣。其制之意各有不同,……而制法又复不同,或制其形,或制其性,或制其味,或制其质,此皆巧于用药之法也。"就是说,利用炮制技术对中药进行加工,达到调整或改变中药药性的目的,或减其毒性、或纠其偏性、或增其功效等,以满足临床用药需要。

一、炮制对四气的影响

(一)炮制可增强寒热药性
    炮制药物时使用与药性相似的辅料或某种炮制方法可增强药物的寒热药性。以寒性辅料或寒性药物来炮制寒性的药物,称为"寒者益寒";以热性辅料或热性药物来炮制热性的药物,称为"热者益热"。如用胆汁制黄连,胆汁性味苦寒,黄连性味亦苦寒,两者皆属寒性,均能清热解毒,炮制后起协同作用,"胆黄连"清泻肝胆实火的作用更强。以辛热的酒,炮制辛热的仙茅、阳起石,即"热者益热",可增强其温肾助阳的作用。淫羊藿性温,具有补肾阳、强筋骨、祛风湿的功效。羊脂油甘热,能温散寒邪,补肾助阳。羊脂油炙淫羊藿能增强淫羊藿温肾助阳的作用。

    炮制方法也可以增强药物的寒热药性。如人参生品为生晒参,经蒸制后为红参,二者药性功效有所区别,人参(生晒参)药性微温,具有大补元气、补脾益肺、生津止渴、安神益智的功效,而红参性温,大补元气的力量明显增强。

（二）炮制可减弱寒热药性

炮制药物时使用与药性相反的辅料或某种炮制方法来抑制药物的寒热药性。以寒性辅料或药物来炮制热性的药物称为"以寒制热"，以热性辅料或药物来炮制寒性的药物称为"以热制寒"。天南星生品辛温燥烈，有毒，经用性寒味苦的胆汁制成胆南星，除去燥烈之性及毒性，性味由辛温变为苦凉，宜于痰热惊风抽搐等证。又如黄连为清热泻火的要药，但有苦寒伤中之弊，虚人不宜使用，经用辛热之吴茱萸汁炮制后，黄连的苦寒之性被减弱，使其寒而不滞，同时扩大了使用范围，能清气分湿热，散肝胆郁火。

炮制方法也可缓解药物的寒热偏性。如栀子苦寒，应用不当，有寒中之弊，体弱者慎用。经过炒制，成为炒栀子，其寒凉之性减轻，宜于体虚而罹患热证者。

二、炮制对五味的影响

（一）炮制可增强药物五味作用

炮制药物时使用与药味相似的辅料来增强药物五味的作用。如五味子味酸，醋味酸，用醋炮制五味子，五味子酸味加强，可增强其收敛固涩之功。黄芪味甘，蜂蜜味甘，用蜂蜜炮制黄芪，黄芪的甘味得到加强，可增强其补中益气之力。当归味辛，酒味辛，用酒炮制当归，当归的辛味得到加强，可加强其活血调经之效。

（二）炮制可减弱药物五味作用

中医药学的五味理论有"过酸损齿伤筋，过苦损津耗液，过甘生湿助满，过辛损津耗气，过咸易凝滞血脉"等观点。炮制可以改变药性而适应临床治病用药的需求。如黄柏苦寒，性主下行，长于清下焦热邪。蜂蜜性缓，用以炮制黄柏能抑制黄柏下行之性。在古代，有用蜂蜜炮制黄柏的，即炙黄柏，如《证治准绳》《本草蒙筌》等书均有蜜制黄柏的记载。《本草蒙筌·卷之四》：蜂蜜制黄柏，"二制则治上焦，单制则治中焦，不制则治下焦也。"就是说，黄柏用蜂蜜炮制两遍，蜂蜜缓和黄柏苦降性能强，主治上焦热证。用蜂蜜炮制黄柏一遍，蜂蜜缓和黄柏苦降性能弱，主治中焦热证。黄柏不用蜂蜜炮制，苦降下行性能显著，主治下焦热证。苦味主下行，通过炮制以减弱苦味药的下行之性在《本草纲目·第十七卷》中也有记载，其谓"大黄苦峻下走，用之于下，必生用。若邪气在上，非酒不至，必用酒浸，引上至高之分，驱热下行。……若生用者，则遗至高之邪热。"古人的炮制用药经验提示，蜜制、酒制均可影响苦味药的作用部位。

又如山楂，性味酸、甘、微温。具有消食健胃，行气散瘀的功效。但生山楂酸味较强，易损齿伤筋，炒黄后减弱了酸味，缓和了对胃的刺激性，善于消食化积，用于脾虚食滞证。炒焦后不仅酸味减弱了，且气臭转焦，焦香健脾，故焦山楂长于消食止泻，常用于肉食积滞，泻痢不爽等。

三、炮制对升降浮沉的影响

药物的升降浮沉性能并非固定不变的，通过炮制可改变之。明代陈嘉谟《本草蒙筌》在炮制对药物升降浮沉等影响方面进行了论述，如"酒制升提，姜制发散，入盐走肾脏仍仗软坚，用醋注肝经且资住痛，童便制除劣性降下"，至此，炮制对药性认识渐趋完善。

（一）炮制可增强药物的升降趋势

川芎生用，气厚味薄，辛温走窜，能升能散，上行头目，下行血海，旁达四肢，中开郁结，为血中气药。酒制后有协同作用,可增强其活血行气、祛风止痛功效,主治上焦头痛。黄芩既能清肺热,又清大肠之热,酒炙后重在清肺热及头目之热。知母生品苦寒滑利,泻火之力较强,能清上中下三焦之热,养上中下三焦之阴,盐炙后可导药下行,主入肾经,能增强滋肾阴、清相火的功效,多用于肾阴虚、相火妄动证等。

（二）炮制可改变药物的升降趋势

药物经炮制后,由于性味的变化,作用趋向也发生改变。《本草纲目·第一卷》云:"升者引之以咸寒,则沉而直达下焦;沉者引之以酒,则浮而上至巅顶。"一般而言,中药炮制对药性影响的规律是:酒制升提,姜制发散,醋制收敛,盐制下行。如大黄生品苦寒,气味重浊,直达下焦,泻下作用强而易伤胃气,酒制后性缓,借酒上行,可到达上焦以清上焦实热。正如《汤液本草·卷中》所述:"以酒引之,上至高巅,以舟楫载之,胸中可浮。"所以酒大黄善于清泄上焦热邪。又如砂仁,味辛性温,功能化湿开胃、温脾止泻、理气安胎,生用行气调中力强,经盐制后,引药性入走下焦,增强入肾经的作用,以降气、安胎、温肾为主。可见,炮制可改变药物的升降之性。

四、炮制对归经的影响

炮制方法可对药物归经产生影响,使其符合临床治疗需要。

（一）炮制可改变药物的归经

炮制可以改变药物的归经,如香附主入肝、胃经,善治气分病,向有"气病之总司,女科之主帅"之称。但经过姜汁炮制,还可以入肺经以化痰,青盐炒可以入肾经,童便制则入血分。如《本草纲目·第十四卷》谓香附"生用则上行胸膈,外达皮肤;熟用则下走肝肾,外彻腰足;炒黑则止血,得童溲浸炒则入血分而补虚,盐水浸炒则入血分而润燥,青盐炒则补肾气,酒浸炒则行经络,醋浸炒则消积聚,姜汁炒则化痰饮。"一味香附,因炮制方法不同,归经随之而异,可见炮制对归经是有影响的。

（二）炮制可加强药物的归经趋向性

根据药物归经理论,用不同性味的辅料炮制药物,可起到引药归经的作用。如枇杷叶、紫菀入肺经,用蜂蜜炮制,可加强其入走肺经,发挥止咳平喘之功。川楝子入肝经,用醋炮制,可增强其入肝经以理气止痛之效。黄柏入肾、膀胱经,用盐炙后,可增强其发挥下行入肾、清泄肾经虚火之用。白术入脾经,用土炒制,其入脾经、健脾止泻之功得以加强。麦冬入心、肺经,功能清肺养阴,清心除烦,若用朱砂拌麦冬,则麦冬主入心经,重在清心除烦。所以炮制可以加强药物进入体内的归经趋向性,从而增强药物疗效。

五、炮制对补泻的影响

为了使药物更好的满足临床防病治病的需要,药物的补泻作用亦可通过炮制改变与调整。正如《审视瑶函·卷一》所载:"盖生者,性悍而味重,其功也急,其性也刚,主乎泻;熟者,性淳而味轻,其功也缓,其性也柔,主乎补。……如补药之用制熟者,欲得其醇厚,所以成其资助之功。泻药制熟者欲去其悍烈,所以成其攻伐之力。用生用熟各有其益。实取其补泻得中,毋损于正气耳。"中药生熟异性,在补泻方面也有体现。

（一）炮制对补泻作用的影响

一般规律是生泻熟补,即药物生者主泻,熟者主补,炮制后可由泻变补。如何首乌,生品苦寒可通大便、解疮毒,经黑豆汁蒸成制何首乌后,则性变甘温主补,以补肝肾、益精血、乌须发、强筋骨为主。又如地黄,生地黄长于清热凉血,以清血分热邪为主。生地黄经过九蒸九晒后的熟地黄,长于补血填精,以补益阴血为主。

（二）炮制可增强补药之功,缓和泻药之性

具有滋补作用的药物经炮制后,可增强其滋补之效,达到补而不腻的炮制目的。如党参米炒后增强其健脾止泻作用,蜜炙后增强补中益气的作用;补骨脂经盐炙后增强温肾助阳、纳气、止泻的作用。

泻下药经炮制后可使泻下作用缓和,如大黄生品苦寒,泻下力量峻猛,可以祛肠胃积滞,泻血分实热,经蒸制成熟大黄后,其苦寒泻下作用缓和,更适于年老或体弱的实热便秘患者。

六、炮制对润燥的影响

药性的润燥性能,是指药物能够祛除燥邪或湿邪,具有治疗燥证或湿证的作用。药物的润燥也是中药药性的组成部分。在临床组方用药时,若忽略了药物的润燥之性,如同不分其寒热一样,可能导致不良后果。采用炮制技术可以缓和药物的过润或过燥之性。

一些滋补药物滋腻之性较强,通过炮制可以改变药物过润之性,消除滋腻碍脾的副作用。如阿胶生品补血滋阴,润燥止血,但对脾虚便溏者不宜,用蛤粉炒成珠后即阿胶珠,可缓和其过润之性。反之,药性过燥的药,服后会伤阴助火,通过炮制可缓解其过燥之性。另如苍术为燥湿药,生品燥湿健脾,其性辛燥,往往用麦麸炒制,以缓其过燥。陈嘉谟谓苍术"麦麸制,抑酷性,勿伤上膈","酷性"即燥性。现代研究认为苍术挥发油对机体有明显毒副作用。补骨脂、益智仁、巴戟天等补肾助阳药都有一定的温燥之性,可用盐制以缓其燥性。

七、炮制对毒性的影响

有些中药有毒,往往需要经过炮制降低毒性,才能保证中医临床用药的安全。一些药物的毒性成分存在于药材的某一部位,去除该毒性部位,即可降低药物的毒性。如蕲蛇去除头部,可减轻其毒性。某些有毒中药经过加辅料炮制或加热炮制,可使其毒性成分含量降低或者毒性成分结构发生改变,达到减毒的目的。如巴豆为峻泻药,毒性大,去油制霜后,可除去大部分油脂,毒性降低,缓和了泻下作用。川乌、草乌含有毒性极强的双酯型生物碱,经水煮后,双酯型生物碱发生水解,从而毒性降低,但其水解产物单酯型生物碱仍有显著止痛作用。马钱子有大毒,毒性成分为士的宁与马钱子碱,经砂烫炒后二者的含量显著减少,毒性明显下降。

辅料与药物共同炮制,可使毒性降低。生半夏辛温有毒,用明矾、生姜等辅料炮制后可降低其毒性;甘遂生品毒性较强,醋制后峻下逐水之性和毒性均减弱。

在炮制药物时,从古至今一直强调炮制适度,指的是药物的炮制程度不可太过或不及,适度炮制,所炮制的药物才可达到炮制目的,其饮片具有预期的药性。如陈嘉谟《本草蒙筌·总论》指出:"凡药制造,贵在适中,不及则功效难求,太过则气味反失";李中梓《本草通玄》指出炮制标准是:"煅则通红,炮则烟起,炒则黄而不焦,烘则燥而不黄";陈修园《十药神书注解·甲字十灰散》:"今药肆中止知烧灰,则色变为黑色,而不知存性二字大有深义,盖各药有各药之性,若烧之太过则成死灰无用之物矣"等。中药炮制,无论使用辅料与否,掌握炮制的合理工艺,把握"适中"二字,是炮制以保障药性的重要指导原则。

第二节　配伍对中药药性的影响

《神农本草经》首先提出中药配伍的概念,指出"药有阴阳配合""药有君臣佐使,以相宜摄合和。"中药配伍是在中医基础理论和中药药性理论指导下,通过药物的合理配伍达到影响药性、增强疗效、降低毒性的目的。配伍对中药药性的影响可分为以下几个方面。

一、配伍对四气的影响

(一)配伍对寒凉药性的影响

1. 配伍加强药物的寒凉之性　寒凉性中药,与其他药物配伍应用,寒凉之性得以加强,清热泻火功效显著,如石膏性大寒,配伍苦寒之知母,知母可以加强石膏的清热泻火之功。又如黄连、黄芩、黄柏、栀子,药性皆为寒凉,四味药配伍,组成黄连解毒汤,清热解毒力强,主治三焦实热亢盛证。正如清代医家汪昂《医方集解·卷下之十四》所云:"黄芩泻肺火于上焦,黄连泻脾火于中焦,黄柏泻肾火于下焦,栀子通泻三焦之火从膀胱出。"黄连解毒汤的四味药,苦寒配伍,相得益彰,寒凉之性愈著,为治疗三焦火炽证的常用方剂。

2. 配伍减轻药物的寒凉之性　寒凉之品,应用不当,容易损伤阳气,或苦寒败胃,若经过配伍,寒凉之性减缓,可使寒不伤正。如主治阳明气分证的白虎汤,用石膏辛甘大寒,知母苦寒,共奏清热泻火之功。但寒凉易于伤胃,故配伍甘草、粳米,缓和其寒凉之性。清代医家柯韵伯在《删补名医方论·卷六》中说:该方"用甘草、粳米调和于中宫,且能土中泻火,作甘稼穑,寒剂得之缓其寒,苦药得之平其苦,使沉降之性,皆得留连于味也。得二味为佐,庶大寒之品无伤损脾胃之虑也"。

大黄附子汤是治疗寒积内结证常用方,该方由性寒攻积之大黄,性热散寒之附子、细辛组成,通过配伍,大黄的寒性被附子、细辛的辛热之性所制,而发挥攻积之效。尤怡《金匮要略心典·卷中》:"大黄苦寒,走而不守,得附子、细辛之大热,则寒性散而走泄之性存是也。"这里尤氏阐述了大黄在全方中寒凉之性减轻的机理就与配伍附子、细辛辛热药物有关。

(二)配伍对温热药性的影响

1. 配伍加强药物的温热之性　温热性的药物具有温阳散寒的作用,与其他温热性药物配伍,可以加强其温热之性,增强温阳作用。如附子辛热,功能回阳救逆、散寒止痛,配伍辛热的干姜,可以加强其回阳救逆的功效,正如《本草求真·卷四》所云:干姜"大热无毒,守而不走,凡胃中虚冷,元阳欲绝,合以附子同投,则能回阳立效。故书则有附子无姜不热之句。"而参附汤中的人参、附子皆为温热之品,配伍后可以峻补阳气,化气于乌有之乡,生阳于命门之内,达到回阳救逆、治疗危急重症的目的。

2. 配伍减轻药物的温热之性　温热性的中药使用不当易耗伤阴液,经过合理配伍可以减缓其温燥之性。如黄土汤,该方主要治疗由于脾阳不足、脾不统血而导致的出血(便血)。方中以灶心土温中止血,白术、附子温脾阳补中气,生地黄、阿胶滋阴养血,以黄芩之苦寒清热,制约白术、附子的温热之性,防其伤阴。

二、配伍对五味的影响

（一）配伍对辛味的影响

辛味属阳，具有发散、行气、行血等作用，可以治疗表证及气滞血瘀等病证。辛味药物之间相配伍可以增强发散、行气等作用，如麻黄汤中，辛味的麻黄配伍辛味的桂枝，则辛味加强，发汗解表之力增强，故有"麻黄无桂枝而不汗"之说。再如治疗历节病的乌头汤，以乌头之辛热，配伍麻黄之辛温，二者协同，则辛味增强，长于祛风散寒除湿、除痹止痛，正如尤怡所说"寒湿之邪，非麻黄、乌头不能去"，言其两药配伍的重要性。

药物辛味过强，易耗伤阳气与津液。如果辛味药物与酸味药物相配伍，则酸味之收敛、生津，可防止辛味的副作用发生。如小青龙汤中，麻黄配五味子，麻黄辛温发汗解表，宣肺平喘，为避免其辛散伤气，配伍五味子之酸以收敛其辛散之性，二药配合，一散一敛又可恢复肺的开阖之性。

（二）配伍对甘味的影响

甘味属阳，有缓急、补益、解毒、调和药性等作用，可以补益气血阴阳的不足。如果辛味药物与甘味药物配伍，甘味可以发挥补阳的功能，即辛甘化阳，如桂枝甘草汤，由辛味之桂枝与甘味之甘草并用，主治心阳虚之心悸怔忡等。酸味药物与甘味药物配伍，甘味可以发挥补阴的作用，即酸甘化阴，如芍药甘草汤，由酸味之芍药与甘味之甘草配伍，主治阴血不足之筋脉拘挛等。

甘味具有补益之功，但因配伍之不同，而发挥不同的补益作用。如甘味与寒性配伍，甘寒生津，重在补阴液。如益胃汤，吴鞠通谓之"甘凉法"。方中沙参、麦冬、生地黄皆为甘寒之品，玉竹甘平，冰糖甘凉，诸药配伍，可收甘凉益阴之功。

甘味与温性配伍，甘温益气，重在补阳气。甘味药物如党参、甘草等，温性药物如白术、黄芪等，甘味配伍温性，可以温补阳气，如补中益气汤，主治气虚发热，即"甘温除大热"。

可见，甘味之补益，是补阴血还是补阳气，与配伍也有关系。

（三）配伍对苦味的影响

苦味属阴，具有燥与泄等功能，主治湿证、热证等。在治疗湿证方面，究竟是治寒湿证还是湿热证，则与配伍有关。如果苦味配伍寒性药，则苦味燥湿，寒性清热，苦寒配伍则清热燥湿，主治湿热证，如苍术之味苦，配伍黄柏之性寒，组成二妙丸，具有清热燥湿作用，主治下焦湿热证。苦味如果配伍温热性药，则苦味燥湿，温性散寒，苦温配伍则燥湿散寒，主治寒湿证。如白术之味苦，配伍桂枝、干姜、附子之温热，组成《温病条辨》的桂枝姜附汤，主治寒湿伤阳，形寒脉缓者。

苦味药有降泄的作用，辛味药有行散之功，辛味与苦味配合，辛开苦降，主治胃脘痞闷，如半夏泻心汤。再如黄连味苦，吴茱萸味辛，二药配伍，组成左金丸，辛开苦降，主治肝胃郁热之脘痞呕恶泛酸等。

（四）配伍对酸味的影响

酸味属阴，有收敛、生津等功能。甘味有补益之功，咸味有凝水之性，甘味、咸味与酸味配伍，其生津养阴作用得以加强。如《温病条辨》大定风珠有酸味之白芍、五味子等，配伍甘味的生地黄、炙甘草等，以及咸味之鳖甲、龟甲等，主治热邪久羁，吸烁真阴证，吴鞠通谓此方属于"酸甘咸法"。

酸味属阴,苦味属阴,阴性主下行。酸苦配伍,下行极而上,故有"酸苦涌泄"之说。如《本草纲目》记载"虀水:乃黄虀菜水也。气味酸咸无毒,能够吐诸痰饮宿食,酸苦涌泄为阴也。"在《儒门事亲·卷十二》中的三圣散,即是以虀汁煎煮,同时配伍苦寒的瓜蒂、藜芦,共成酸苦涌泄之功。

（五）配伍对咸味的影响

咸味属阴,有软坚散结、泻下等作用。咸味配伍苦寒泻下之品,其软坚泻下之力增强。如以芒硝之咸、苦、寒,配伍大黄之苦寒,则大黄、芒硝泻热通便,并能软坚润燥,其泻下热结之效增强,如调胃承气汤、大承气汤等即是如此配伍。提示咸味能增强苦味的通便之功,故有"大黄无芒硝而不泻"之说。现代研究表明,大黄能促进肠蠕动,芒硝能提高肠道渗透压,二药并用,泻下通便作用增强。

三、配伍对升降浮沉的影响

配伍不仅影响四气五味,亦可使药物的升降浮沉之性发生变化,如辛甘发散为阳,发散即升浮,所以辛味药与甘味药配伍可使药性升浮,作用偏于上部、外部。又如咸味药配伍苦寒药,可增强药物沉降之性,其作用趋于里、偏于下。另外,有些药物由于自身的性能特点,在与其他药物配伍后,可以影响其他药物的升降浮沉之性,如桔梗、牛膝、甘草等等。

（一）甘草用量对升降浮沉的影响

甘草性缓,能缓和药物的下行之性,用量大则缓和作用显著,药物作用趋于上焦,用量小则缓和作用减弱,药物作用趋于下焦。《金匮要略》一书中,欲使药物上行或作用于上焦者,甘草用量偏大,如治疗阳毒病的升麻鳖甲汤由升麻二两、当归一两、蜀椒一两、甘草二两、鳖甲手指大一片、雄黄半两组成,其中升麻和甘草用量最大。又如治疗"妇人乳中虚、烦乱呕逆"的竹皮大丸,由竹茹二分、石膏二分、桂枝一分、甘草七分、白薇一分组成,其中甘草用量居全方之首,旨在补益乳中虚以及减轻心中烦乱等。

《金匮要略》一书中,欲使全方药性下行或作用于下焦者,甘草用量偏小。如治疗妇人产后下利虚极的白头翁加甘草阿胶汤,由白头翁、甘草、阿胶各二两、秦皮、黄连、黄柏各三两组成,其中的甘草用量占全方的2/15。另外,治疗虚寒腹痛的附子粳米汤中,甘草仅用一两。该方甘草剂量小,缓和全方下行之力弱,药物可入达腹中,散寒止痛,从而达到预期的用药目的。

根据仲景这种用药思想,用甘草治疗上焦病如痤疮、胸肺部疾患,甘草用量可以考虑偏大,希望全方能够藉甘草的药性而漂浮上焦,发挥应有的防治疾病作用。而治疗下焦病证,如慢性前列腺炎、痔疮等病,甘草用量可以考虑偏小,使全方能够顺达下焦,且有甘草顾护脾胃,不损正气。

（二）桔梗、牛膝配伍对升降浮沉的影响

桔梗是方剂中常用的使药,能够引药上行,《本草蒙筌·卷之二》:桔梗"与国老(甘草)并行,同为舟楫之药,载诸药不致下坠。"如百合固金汤具有养阴清热、化痰止咳的作用,用桔梗引诸药上达于肺,即汪昂《医方集解》所说的该方由此药而"成功上部"。

牛膝具有活血祛瘀、引血下行的作用,能舒筋通脉,下血降气,为诸下达药之先导也。如三妙丸以苍术配黄柏清热燥湿,加牛膝引药下行,除下焦湿热。再如镇肝息风汤主治肝肾阴亏、肝阳上亢证,方中重用牛膝引阳下行,与赭石协同,平潜肝阳。《本草蒙筌·卷之一》概括牛膝药性为"引诸药下走如奔"。

桔梗药性主升,作用部位在上焦。牛膝药性主降,作用部位在下焦。两药同用,一升一降,升降人体气机。血府逐瘀汤具有活血祛瘀、行气止痛的功效,方中使用了桔梗与牛膝,以桔梗主升,牛膝主降,二者配伍具有调理升降气机之功,气机通利则有助于血脉通畅、瘀血消散。

(三)升麻、牛膝配伍对升降浮沉的影响

升麻具有"引阳明清气上行"的作用,而牛膝具有引血下行之功,二药配伍可使清升而浊降。如《景岳全书》济川煎,用升麻与牛膝配伍,以牛膝导浊阴下行,血气下降而润肠通便,配升麻以升阳明清气,清阳升而浊阴降。两药配伍,升清降浊之功更著,主治年老体弱之肾虚便秘。

四、配伍对归经的影响

中药的归经表示药物可选择性作用于机体的某脏腑经络。相同归经的中药配伍可增强其归经性能,加强全方疗效。

远志入心、肾经,具有宁心安神、化痰开窍、消散痈肿等作用。天王补心丹由生地、天冬、麦冬、玄参、人参、五味子、酸枣仁、柏子仁、茯苓、桔梗、远志、当归等组成,主治心血不足之神志不宁、健忘怔忡等。该方中的远志有引全方入走心经的作用。《删补名医方论·卷一》:该方"加桔梗为舟楫,远志为向导,和诸药,入心而安神明,以此养生则百体从令,何有健忘怔忡、津液干涸、舌上生疮、大便不利之虞哉?"远志的向导作用,就是引全方"入心而安神明"之功,发挥着引经药的作用。可见,有些药物,对配伍的其他药物之归经及其功用是有影响的。

五、配伍对补泻的影响

(一)配伍增强药物补泻药性

1. 配伍加强全方补虚作用　万物得阳则生,失阳则死。气血亦然,故十全大补汤用补益气血的八珍汤,配伍温热之性的肉桂,肉桂可促使全方化生气血的作用。

肾气丸在大队补阴药(六味地黄丸)的基础上,配伍少量温热药附子、桂枝,使阳得阴助而生化无穷,主治肾气虚证。

气能生血,当归补血汤中,补气的黄芪五倍于补血的当归,取阳生阴长、气能生血之意,黄芪加强当归补血之功,故名当归补血汤。

2. 配伍加强全方祛邪作用　有些致病邪气内侵,病机复杂,单味中药常常不能切合病机,需要配伍其他药物,加强祛邪之功。猪苓、茯苓、泽泻、白术组成的四苓散,功能渗湿利水,若加入辛温之桂枝,组成五苓散。五苓散中,桂枝与四苓散同用,桂枝温阳化气,可使全方化气行水,增强利水渗湿药的功能。

另外,气有推动作用,可以推动津液运行、血液运行以及粪便下行,小承气汤用大黄泻下通便,用枳实、厚朴行气以助大黄通便攻积之力。可见配伍可以加强全方的祛邪之功。

(二)配伍减缓药物补泻药性

1. 配伍减轻补药泥中滞膈之弊　补益药尤其是补阴药、补血药,易于泥滞中焦,但合

理配伍具有流动之性的理气药,可以达到补而不滞的效果。如香砂六君子汤由四君子汤加木香、砂仁组成,方中用辛香走动之木香、砂仁,防止四君子汤补气而妨碍脾运、泥中滞膈之弊。

2. 配伍减轻祛邪药伤正之弊　祛邪药物往往药力峻猛,易伤人体正气,临床常需通过配伍以顾护正气,缓和祛邪药的峻烈之性。如《金匮要略》大黄甘草汤主治胃热之"食入即吐",其中大黄为君药,佐以甘草,甘草可以缓和大黄苦寒泻下之力,使之清泻胃热而不致损伤正气。

麻黄汤由麻黄、桂枝、苦杏仁、甘草组成,其中的麻黄发汗力量峻猛,麻黄配伍甘草,甘草可防止全方发散太过、损伤正气之弊。

再如猪苓汤由猪苓、茯苓、滑石、泽泻、阿胶组成,其中猪苓、茯苓、滑石、泽泻具有利水清热的作用,而阿胶补血养阴,可以防止其他诸药利水渗湿而造成伤阴之弊。

临床应用祛邪药,往往需要佐以扶正药,使全方祛邪而不伤正。

六、配伍对润燥的影响

润剂多滋腻之品,易于助湿碍气,如果配伍燥性药,可使润而不腻。如麦门冬汤,具有滋养肺胃,降逆和中的功能,方中麦冬为甘寒润剂,可滋养肺胃之阴,该方使用七升,剂量大,为君药。同时配伍一升半夏,半夏能燥湿化痰,与麦冬并用,可使麦冬滋阴而不腻,无助湿碍气之虞。

燥剂多为辛香温燥、苦寒燥湿、淡渗利湿之品,药如附子、干姜、高良姜、防己、苍术等,常有耗伤津液之弊。临床应用时,若配伍润品,可使燥不伤阴,如龙胆泻肝汤可清肝经湿热,方中大量清热燥湿药如龙胆草、车前子、木通、泽泻、黄芩等,但佐以滋阴养血的地黄、当归,可使全方清热燥湿而不伤阴。《删补名医方论·卷四》谓此方"皆泻肝之品,若使病尽去,恐肝亦伤矣,故又加当归、生地黄补血以养肝。盖肝为藏血之脏,补血即所以补肝也。而妙在泻肝之剂,反作补肝之药,寓有战胜抚绥之义矣。"药性配伍之重要,于此可见一斑。

七、配伍对滑涩的影响

滑剂是指润滑通利之品如滑石、车前子、火麻仁、郁李仁等,主治大便燥结、小便淋涩,若通利过甚则易伤正气,可配伍甘缓之品,使滑不伤正。如六一散用滑石配伍甘草,滑石甘淡性寒,可清热利小便,配伍甘缓扶正之甘草,可使全方达到清热利小便而津液不伤。正如《医方集解·卷中之十一》所言"加甘草者,和其中气,又以缓滑石之寒滑也"。

涩可固脱。涩剂主治正虚滑脱不禁的久泻久痢、自汗盗汗、遗尿尿频等,药如麻黄根、乌贼骨、乌梅等,应用不当,可能导致闭门留寇。故应用涩剂时,应注意配伍补剂,才能标本兼治。如缩泉丸用益智仁固精缩尿,配伍山药以补脾益肾,方能达到肾气复而膀胱约束有权。再如金锁固精丸治疗肾虚遗精,方中用龙骨牡蛎收涩固精,同时配伍沙苑子等补益肝肾之品,诸药配伍,可达到既涩精止遗,又能补肾精不足之目的。

滑性药与涩性药配伍,《本草新编·十剂论》谓"滑以济涩之穷,涩以济滑之变"。《傅青主女科》中的完带汤具有健脾化湿止带的作用,涩药与滑药并用。方中的山药具有健脾止带、补肾涩精的作用,车前子利水通淋,使水湿之邪从小便而去。二药配伍,一涩一滑,既利小便,又止白带。再如易黄汤中的山药、芡实、白果,皆有健脾、收涩、止带的作用,但此类药易使湿热内停,配伍车前子利水渗湿,可使白带止而不留邪。

药性的滑与涩配伍,临床应用时,还需与药物的作用部位、病证性质等结合起来考虑,方为合适。

八、配伍对毒性的影响

(一)配伍降低药物毒性

配伍是降低药物副作用的常用方法之一。如蜂蜜具有益气补中、解毒的功效。乌头辛温,有大毒,可治风寒湿痹。在《金匮要略》治疗寒疝腹痛的“乌头煎”中,以乌头配蜂蜜,乌头可散寒止痛,蜂蜜可减低乌头的毒性,两药配伍可达到散寒止痛而毒性降低的目的。

再如十枣汤主治悬饮,现代临床用于治疗结核性胸膜炎引起的胸水,方中甘遂、大戟、芫花三味药,攻逐水饮,药力峻猛且有毒,方中的大枣甘缓,可以益气护胃,缓和三味峻下逐水药的峻猛之性与毒性,降低其副作用。

(二)配伍增强药物毒性

如果药物配伍不当则会产生或增强药物毒性,如十八反,甘草与大戟、甘遂、芫花、海藻配伍,藜芦与细辛、芍药(赤芍、白芍)、人参、丹参、沙参、玄参、苦参、党参配伍,乌头(包括川乌、草乌、附子、天雄)与半夏、瓜蒌(包括天花粉)、贝母、白蔹、白及配伍,可能产生毒性或增强毒性。又如《医经小学》记载的“十九畏”其中硫黄与朴硝,水银与砒霜,狼毒与密陀僧,巴豆与牵牛子,丁香与郁金,牙硝与京三棱,川乌、草乌与犀角,人参与五灵脂,官桂与赤石脂配伍,可能产生或增强毒性,临床应禁忌配伍。

关于十八反与十九畏的配伍使用是否产生毒性,尽管目前尚缺少循证医学的证据,临床上仍需谨慎使用。

配伍是组成方剂的基础,也是影响药性的主要手段之一。配伍的目的是让药性切合病机,达到最佳的治疗效果。中药药性各有不同,通过配伍,可使方剂药性的四气、五味、升降浮沉、补泻、润燥、滑涩、刚柔等得到增强或减弱。甚至升降并存,斡旋气机;或补泻并用,以防伤正;或滑涩并用,以免留邪等等,总之通过配伍可以改变药性,达到减毒增效的目的。

第三节　剂量对中药药性的影响

剂量是指药物在方剂中的用量,通常指成年人一日的用量。剂量是产生药性的基础,古有“中医不传之秘在于量”之说。中医经典《伤寒论》《金匮要略》中,一些方剂药味组成相同,只是剂量不同,其功效主治有别,如小承气汤、厚朴三物汤、厚朴大黄汤均由大黄、枳实、厚朴三药组成,唯其用量不同,遂有不同的功用。说明剂量对方剂的药性影响是较大的。

一、剂量对四气的影响

(一)剂量增加可增强药物的温热之性

药物的温热之性可以随着剂量增加而增强。如四逆汤、通脉四逆汤,二方的组成药物相同,均由附子、干姜、炙甘草组成。所不同的是四逆汤中"附子一枚,干姜一两半";通脉四逆汤中"附子大者一枚,干姜三两"。四逆汤主治少阴病,阳气虚衰证。通脉四逆汤主治也为少阴病,但阳衰阴盛已极,出现阴盛格阳、真阳欲脱之象,较四逆汤证候严重,由于通脉四逆汤的附子、干姜用量加大,温热性能随之加强,故温里散寒、回阳救逆之功因此更著。

又如桂枝去芍药加附子汤与桂枝附子汤两首方剂,组成药物相同,均有桂枝、附子、炙甘草、生姜、大枣。其中桂枝去芍药加附子汤的用量为桂枝、炙甘草、生姜各三两,大枣十二枚,附子一枚,功能发表解肌,主治太阳病发汗后,脉促胸满者。而桂枝附子汤的用量为桂枝四两、炙甘草、生姜各三两,附子三枚,大枣十二枚,与前方比,桂枝与附子用量加大,故其温热之性随之加强,功能温经散寒、祛风除湿,主治风寒湿痹痛。通常而言,温热性药物,用量加大,会增强全方的温热之性。

(二)剂量增加可增强药物的寒凉之性

寒凉性的中药能够减轻或消除热证,一般随着剂量的增加,其寒凉作用会得到增强,如麻杏石甘汤主治"汗出而喘,无大热者",石膏用量为半斤。白虎加人参汤主治"热结在里,表里俱热,时时恶风、大渴,舌上干燥而烦、欲饮水数升",石膏用量为一斤。二者主治病证相比,白虎加人参汤证较麻杏石甘汤证邪热更加炽盛,所以石膏用量大于麻杏石甘汤证,使此方的寒凉之性随之增强。

与上述增加剂量则寒凉之性或温热之性增强同理,当减小寒凉性药物或温热性药物用量时,全方的温热之性或寒凉之性也会随之降低,故临床用药当注意剂量对寒热温凉四性的影响。

二、剂量对五味的影响

(一)剂量增加可增强药物酸味

酸味属阴,芍药味酸。辛味属阳,桂枝味辛。酸味芍药与辛味的桂枝配伍,二药等量,调和营卫,《伤寒论》中的桂枝汤主治太阳中风,方中桂枝、芍药各三两,是调和营卫、解肌发表的代表方,被称为仲景"群方之冠"。桂枝与芍药配伍,若芍药量大,则因酸味属阴而入里,二药配伍,其功能重在调和脾胃。《伤寒论》中的桂枝加芍药汤主治太阴病,方中桂枝三两、芍药六两。桂枝与加倍量的芍药同用,主要入走脾胃,具有养血和营、缓急止痛的作用,用于误下损伤脾气,出现腹满疼痛,时作时止,喜温喜按等症状。

(二)剂量增加可增强药物苦味

苦味具有清泄、降泄、通泄的作用,如大黄,性味苦寒,具有泻下攻积、清热泻火、活血祛瘀等作用。当剂量发生变化,苦味增强或减弱,其泻下攻积、清热泻火的作用也会发生变化。如大黄黄连泻心汤,其主治为"心下痞,按之濡,其脉关上浮者",《伤寒贯珠集·卷二》云"大黄黄连泻心汤,泻心下之虚热",说明大黄黄连泻心汤证之热不是结聚之实热,而是弥漫之虚热(这里的虚热指单纯热邪,没有与燥屎或其他有形之邪结聚在一起的热邪而言,非阴虚内热)。方中用大黄二两泻虚热。清代医家吴谦对大承气汤的主治总结为"诸热积结于里而成痞满燥实者,均以大承气汤下之也。"说明大承气汤证之热当属实热,即结聚之热邪,较大黄黄连泻心汤证之"虚热"严重,故大承气汤用大黄四两,以增加其苦寒下行之性,增强泻下作用。可见,同一大黄,剂量小,苦味轻,以清泻弥散之热为主,剂量大,苦味重,性主沉降,以清泻结聚之热为主。

（三）剂量增加可增强药物甘味

甘味具有补益、缓急、调和等作用。甘草性味甘平，具有补脾益气、润肺止咳、缓急止痛、缓和药性的功效，是《伤寒论》中使用频率最高的药物。随着其剂量的增加，甘草的甘味增加，在方剂中所发挥的作用也会随之变化。如麻黄汤，为发汗解表方剂，全方性味偏于辛温，使用炙甘草一两，具有调和诸药、缓和药性的作用。甘草用量加大则表现出补益作用，如炙甘草汤中的炙甘草用量四两，全方重在益气滋阴，补血复脉。甘草是甘味药的代表药，甘味能缓和药性下行，甘草在处方中用量进一步加大，则全方药性升浮，善治上焦病证，如《金匮要略》治疗虚寒肺痿的甘草干姜汤，该方组成只有甘草、干姜两味药，其中甘草用量是干姜的二倍，故此方升浮于上而主治上焦肺痿病。

（四）剂量增加可增强药物辛味

辛味具有发散、行气、行血的作用。桂枝气味辛温，具有发汗解表、温经通阳的作用。其剂量增加时，辛味增强，其发汗、温经之力也会加强。如《吴鞠通医案·卷一》记载一病例："先暑后风，大汗如雨，恶寒不解，先服桂枝汤一帖，为君之桂枝用二两，尽剂毫无效验。次日用桂枝八两，服半帖而愈。"可见吴氏通过增加桂枝辛味发散的力量，增强了方剂辛温解表之力，取得理想疗效。

药物有气味功效，而方剂是由药物配伍组成，诸多药物配伍后，各种气味、功效有机组合后形成了方剂的整体气味、功效。对于组成药物相同的方剂，如果改变部分药物的剂量即可改变方剂整体气味、功效。如小承气汤，由大黄四两、枳实三枚、厚朴二两组成，苦寒泻下，功能轻下热结，主治阳明腑实证。若在组成药物不变的情况下，加重行气之厚朴为八两、枳实为五枚，则成为厚朴三物汤，其气味、功效由苦寒泻下为主，变为苦辛温行气为主，主治证由阳明腑实证变为气滞便秘，临床表现为"痛而闭"，即腹痛、腹胀、便秘。若剂量再变，厚朴一尺、大黄六两、枳实四枚，则成为厚朴大黄汤，功能行气除满，通便化饮，主治"支饮胸满者"。虽然不能准确知晓厚朴"一尺"的重量有多少，但从方名厚朴大黄汤看，厚朴用量应大于小承气汤中厚朴的用量。《本草经疏·卷八》："厚朴除满，是除胀满。枳实除满，是除坚满。枳实除满而且除痛，厚朴除满而不治痛"。厚朴三物汤枳实用量大而主治"痛而闭者"，厚朴大黄汤枳实用量小而主治支饮胸满不痛。故剂量对药物性能的影响应予以重视。

三、剂量对升降浮沉的影响

对于药物质地而言，质轻者升浮，质重者沉降。对于药物剂量而言，也是剂量轻者偏于升浮，剂量重者偏于沉降。清人吴鞠通《温病条辨·卷四·杂说》指出："治上焦如羽，非轻不举；治中焦如衡，非平不安；治下焦如权，非重不沉"。提示用药剂量小，药性偏于升浮上焦，用药剂量大，药性偏于沉降下焦。

《金匮要略》一书中治疗黄疸的几首方剂，使用大黄，其剂量变化也基本体现了剂量对升降浮沉的影响。大黄功能攻积导滞，荡涤肠胃，小量使用作用偏于上，大量使用作用偏于下。该书治疗黄疸的三首处方分别是栀子大黄汤、茵陈蒿汤和大黄硝石汤。栀子大黄汤原文谓"酒黄疸，心中懊憹或热痛，栀子大黄汤主之"，该方由栀子十四枚、大黄一两、枳实五枚、香豉一升组成。方中大黄用量小，仅一两，以清泄胸胃邪热。茵陈蒿汤原文谓"谷疸之为病,寒热不食,食即头眩,心胸不安,久久发黄为谷疸,茵陈蒿汤主之",该方由茵陈蒿六两、大黄二两、栀子十四枚组成。方中大黄用量二两,性下行,以清泄胃肠邪气,故方后云:药后"一宿腹满减"。大黄硝石汤原文谓"黄疸,腹满,小便不利而赤,自汗出,此为表和里实也,当下之,宜大黄硝石汤",该方由栀子十四枚、大黄、黄柏、硝石各四两组成。方中大黄用四两,较之栀子大黄汤和茵陈蒿汤的用量为大,因为该方病证为热结腹满显著,故重用大黄,取其沉降下行之力,攻除腹中热邪。所以同是治疗黄疸的方药,因为大黄的用量有一两、二两、四两之不同,药性也随之变化,分别作用于心中、中焦及下焦,表现出升降浮沉的不同药性。可见把握中药药性,辨药性以用药,是达到防病治病之目的的重要举措。

四、剂量对毒性的影响

《神农本草经·序录》:"若毒药治病,先起如黍粟,病去即止。不去倍之,不去什之,取去为度。"这是通过调整剂量,采用少量递增的方法来避免药物中毒或副作用的发生。又如《金匮要略》的乌头桂枝汤,其服法为:"初服二合,不知,即服三合,又不知,复加之五合,其知者如醉状,得吐者为中病。"正因乌头有毒,药性峻烈,药量宜少量递增,防止中毒。

另外,《金匮要略》治疗肺胀咳嗽上气的小青龙加石膏汤证,方后注:"强人服一升,羸者减之",强调的是药物剂量不同,其峻猛之性有异,故药物剂量大小与其毒副作用的关联应予以注意。

五、剂量对缓急的影响

病势的缓急是决定药物用量的重要依据之一,病势急者,药物剂量宜大,方能药到病除;病势缓者,药物剂量宜小,才能祛邪不伤正。如《金匮要略》中的大黄牡丹汤与下瘀血汤,两首方均用大黄、桃仁,然大黄牡丹汤主治肠痈,瘀血腐败,将化成脓,或已成脓,病势紧急,恐危及生命,故重用大黄四两、桃仁五十枚,药性峻猛而下行急,峻下瘀热,推陈逐瘀。下瘀血汤主治产后瘀血结于脐下,病势相对较缓,故用大黄三两、桃仁二十枚,药性缓和而下行缓,缓下瘀血。

对于补益药来说,用量大则补益力量大,剂量小补益力量小,剂量过大则蛮补滋腻,剂量过小则药不及病。所以中药剂量大小,关系到处方的缓急之性。

总之,剂量是临床用药的关键,它是影响处方药性是否能够达到预期防治疾病作用的关键之一,应予以重视。

第四节　剂型对中药药性的影响

方剂在应用于临床之前,根据药物性能、病机及治疗需要而加工成各种形态,谓之剂型。据我国现存最早的医药文献《五十二病方》可知,早在战国时代,我们的祖先已经知道运用汤、散、酒、丸、丹、膏等不同剂型防治疾病。临床实践发现,不同的剂型对药性影响不同。

一、常用传统剂型及其药性特点

（一）汤剂

汤剂,古称汤液,俗称汤药,是中药饮片加水煎煮去渣取汁的液体剂型,为我国应用最早、最广泛的方剂剂型之一。相传是伊尹发明的汤剂,《针灸甲乙经》:"伊尹以亚圣之才,撰用神农本草以为汤液"。

汤剂分广义汤剂与狭义汤剂两种。狭义汤剂是指将饮片加水煎煮到一定时间后,去滓取液得到的液体制剂。广义汤剂包括狭义汤剂,以及煮散、饮剂。煮散是指将中药饮片粉碎成颗粒与水共同煎煮后,去渣取汁制成的液体剂型。《肘后备急方》中最早出现"煮散"一词,《备急千金要方》则将煮散正式作为剂型名使用,如该书记载了续命煮散、独活煮散、防风煮散、远志煮散、丹参煮散等。饮剂是以沸水浸泡药物的一种用药形式,属于汤剂的一种。《素问·病能论》中已有"饮"之名,如"服以生铁落为饮",而实为汤剂。真正出现饮剂者,乃《肘后备急方·卷二》记载:"以暖汤渍小蒜五升许,取汁服之,亦可"。

汤剂的药性特点在《本草蒙筌·总论》中有记述:"汤,煎成清液也。补须要熟,利不嫌生。……去暴病用之,取其易升、易散,易行经络,故曰:汤者,荡也。"现代中医临床以汤剂的应用数量为最多,也是因为汤剂具有很多优点:如根据中医辨证施治的需要,随证加减药物;吸收快,奏效迅速;溶剂价廉易得;制备方法简单易行等。但汤剂也存在一些缺点:如需临用新制,久置易发霉变质,不便携带,直接服用容积大,特别是儿童难以服用,脂溶性和水难溶性成分以水煎煮不易充分提取等。

（二）散剂

散剂是一种或多种药材混合制成的粉末状制剂。依其用法,可分内服散与外用散两种。汉代张仲景最先提出了"散"剂的名称,如《伤寒杂病论》中记载:"五苓散方:猪苓十八铢(去皮),泽泻一两六铢,茯苓十八铢,桂枝半两(去皮),白术十八铢,右五味,捣为散,以白饮和服方寸匕,日三服,多饮暖水,汗出愈"。

《本草蒙筌·总论》总结散剂的特点为:"散,研成细末也。宜旋制合,不堪久留,恐走泄气味,服之无效耳。去急病用之,不循经络,只去胃中及脏腑之积,故曰:散者,散也"。可见散剂的药性特点是长于发散邪气,荡涤积聚。

现今认为,散剂具有以下优点:制作简便,剂量容易增减,不掺合赋形剂,较易被吸收而发挥药效,贮存、运输或携带较方便。便于与矫味品并用,故适宜儿童服用。外用散剂撒布在患处,在局部起到治疗作用。

（三）丸剂

丸,原作"垸",又作"圆"。传统丸剂系指中药材细粉或药材提取物加适宜的黏合剂或其他辅料制成的球形或类球形剂型的统称,主要供内服。

《素问·腹中论》中将丸剂第一次作为剂型名称出现,如四乌鲗骨一藘茹丸(藘茹即茜草),其谓:"以四乌鲗骨一藘茹,二物并合之,丸以雀卵,大如小豆,以五丸为后饭,饮以鲍鱼汁,利肠中及伤肝也。"主治血少,月经不来。

张仲景的《伤寒杂病论》记载用动物胶汁(如鳖甲煎丸)、炼蜜(如肾气丸)为丸剂的辅形剂。该书还对丸剂的规格作了规定,有"梧子大"者(乌梅丸)、"弹子大"者(薯蓣丸)、"鸡子黄许大"者(理中丸)、"小豆大"者(大黄䗪虫丸)及"兔屎大"者(桂枝茯苓丸)等。

丸剂的规格对药性是有影响的。明代医家陈嘉谟在《本草蒙筌·总论》中对丸剂规格与药性的关系做了论述:"丸,作成圆粒也。治下焦疾者,如梧桐子大。治中焦疾者,如绿豆大。治上焦疾者,如米粒大。因病不能速去,取其舒缓,逐旋成功,故曰:丸者,缓也。"可见规格大小不同,其药性有差异,即作用部位(归经)就有区别,所以剂型之规格对药性的影响也是需要注意的。丸大者,质重下行,主要作用于下焦。丸小者,质轻升浮,主要作用于上焦,如六神丸、喉症丸规格如米粒大小,故能作用于上而疗咽喉肿痛。

丸剂赋形剂对药性也是有影响的。糊丸是药材细粉用米糊或面糊为辅形剂制成的小丸剂。糊丸始见于汉代《伤寒论》方中,在宋代广泛使用。糊丸的黏合剂较多,其使用目的也不同。用稠面糊丸者,或饭糊丸者,取略迟化,能达中焦也,如西黄丸原名犀黄丸,出自《外科证治全生集·卷四》,是清代医家王洪绪的祖传秘方。由牛黄、麝香、乳香、没药四味中药粉碎,配以黄米饭捣烂为丸,有清热解毒、活血散结止痛之功。现代临床常用于癌肿的治疗,其中的黄米饭调养胃气,以防主药妨碍胃气之弊。

糊丸的迟化是因为其干燥后质较坚硬,在胃内崩解迟缓,可使药物缓缓释放,延长药效,又能减少药物对胃肠的刺激。所以一般含有作用峻猛、剧毒或刺激性较强的药物的处方宜制成糊丸,取其迟化,以顾护脾胃。

其他如神曲糊丸者,取其消食,如《医方集解》的健脾丸,由人参、白术、陈皮、麦芽、山楂、枳实研为细末,神曲糊丸,可健脾消食,治脾虚气弱,饮食不消。用山药糊丸者,取其止涩,如固精丸,该药以知母、黄柏、牡蛎等研为末,煮山药糊为丸,如梧桐子大,朱砂为衣,治肾虚泄精,心神不安。用水丸者,或蒸饼作稀糊丸者,取其容易化散,而治上焦病也。

蜜丸是将药物细粉以炼制过的蜂蜜为黏合剂制成可塑性的丸剂。蜜丸是中医临床应用广泛的一种剂型。由于蜂蜜含有丰富的营养成分,具滋补作用,味甜能矫味,并具有润肺止咳、润肠通便、解毒的作用。陈嘉谟认为炼蜜丸者,取其迟化,而气循经络。八珍丸由党参、白术、茯苓、甘草、熟地黄、当归、川芎、白芍八味药,粉碎成细粉,过筛混匀后,用炼蜜制成大蜜丸。可补气养血,用于气血两虚之面色萎黄,食欲不振,四肢乏力,月经量少等。由于蜂蜜为"百花之精",且黏合性强,《神农本草经》又谓其能"除众病,和百药",所以传统使用的丸剂以蜜丸居多。

蜡丸系将药粉用蜂蜡作黏合剂制成的圆球形丸剂。蜡丸取其难化而旋旋取效,或使毒药不伤脾胃。如黄蜡丸由硫黄(一两),研细,先熔黄蜡,入硫黄末打匀,丸如梧桐子大,每服三十丸,晨起空腹时用粥饮送下。治水泻不止,伤冷虚极。蜡丸的难化,是因为蜂蜡的主要成分软脂酸蜂脂极性小,不溶于水,制成蜡丸后在体内释放药物缓慢,可延长药效、也可防止药物中毒及对胃的刺激。所以若方中含有较多剧毒药物或刺激性强的药物,并要求在肠道吸收以达到疗效的药物,可考虑制成蜡丸。

上述说明,丸剂辅料不同,对药性有不同影响,如神曲糊丸善消食,山药糊丸善收涩,水丸善走上焦,稠面糊丸善走中焦等。如今若开发丸剂新品种,应结合现代制剂要求,对辅料进行优选。

(四)膏剂

膏剂不同于固态的丸、散、丹剂,也不同于液态的汤液、酒剂,是具有一定黏稠度的半固态膏状药剂。明·缪希雍《炮炙大法·用药凡例》:"膏者,熬成稠膏也",明·龚廷贤《寿世保元·卷一》:"膏者,胶也"。膏剂种类很多,可分为外用的"膏药"与内服的"药膏"，南北朝陶弘景在《本草经集注》的序中记载："可服之膏，膏滓亦堪酒煮稍饮之；可摩之膏，膏滓即宜以薄病上"。内服之膏是在汤剂的基础上制成的，具有药物浓度高，体积小，药效稳定，服用方便，便于携带及长期服用等优点。外用之膏（外用膏药）是将药物溶解或混合于半固体的膏中摊涂于纸、布或兽皮等裱褙材料上，供贴敷于皮肤外用，可借经络的通路发挥药物的通经走络、行滞去瘀、开窍透骨、驱风散寒的功能，从而达到某种治疗目的。

《本草蒙筌·总论》总结"膏：熬成稠膏也。药分量须多，水煎熬宜久，渣滓复煎数次，绞聚浓汁，以熬成尔。去久病用之，取其如饴，力大滋补胶固，故曰膏者，胶也。"冬季将补益药加工成膏滋，可加强处方补益肝肾之功。因为膏滋经过长时间的煎煮、浓缩，药性下行，善于达到下焦肝肾，故能加强处方的补肝肾功能。

（五）酒剂

酒剂，系指中药材用酒浸提成分而制成的澄清液体剂型。作为一种传统中药剂型，早在《五十二病方》中就记载了用于治疗与滋补的药酒疗法40方，适用于不同病证。《黄帝内经》中专门论述了药酒的制法和作用等内容，如《素问·汤液醪醴论》："自古圣人作汤液醪醴者，以为备耳……，邪气时至，服之万全"。

汉代张仲景已使用较多的酒剂疗病，如瓜蒌薤白白酒汤处方：栝蒌实一枚（捣），薤白半斤，白酒七升，主治胸痹，喘息咳唾等。至唐代，《千金要方·卷七》中记载石斛酒"治风虚气满，脚痛痹挛，弱不能行。"明代《本草纲目》书中收录了五加皮酒、白杨皮酒、枸杞酒、菊花酒等药酒60余种。

酒剂对药物的升浮性能影响较大。酒，能升能散，通行血脉，引药行走之势显著。《新修本草·卷第十九》："大寒凝海，惟酒不冰，明其热性，独冠群物，药家多须以行其势。"临床多将祛风湿药制成酒剂，以治疗风湿病及筋骨痿软，以酒辛散走窜之功来增强处方中其他药抵达病位的作用。如舒筋活络酒、国公酒，均具有祛风除湿、舒筋活络的功效。

酒剂对归经的影响也较大。酒乃水谷之气，辛甘大热，气味香醇，入心肝二经，能升能散，能行药势。因其处方不同，而分别具活血通络、祛风除湿、健脾胃、消冷积、矫臭矫味等功。《汤液本草·卷下》：酒"主行药势，杀百邪恶毒气。能行诸经不止，与附子相同。味之辛者能散，味苦者能下，味甘者居中而缓也。为导引，可以通行一身之气，至极高之分。"药物制成酒剂后，可借酒的作用影响原药性味，进而影响其归经。《本草纲目》："川芎，偏头风痛……酒浸日饮之"，即用酒加强川芎上行头目，发挥祛风止痛的作用。

二、不同剂型对中药药性的影响

（一）不同剂型对升降浮沉的影响

升降浮沉是指中药作用于机体的趋势，也是中药的客观属性，同一方剂，剂型不同，可以影响方剂的作用趋势。前已述及，酒剂升提，行血脉，药性偏于升浮。膏剂经过久煎浓缩，药性偏于沉降，入走下焦。汤者荡也，汤剂具有易升易散、易行经络的特点，其药性之升降浮沉，随着处方不同而有别。丸者缓也，丸剂具有用药舒缓之意，温和的流转之功，故其升浮之性，也随处方而异。

（二）不同剂型对缓急药性的影响

方剂相同，剂型不同，亦会导致方剂药力峻缓的差别，以适应主治病情的轻重缓急之需。

抵当汤、抵当丸均源出于《伤寒论》，组成药物相同，即水蛭、虻虫、大黄、桃仁四药。抵当汤为汤剂，主治下焦蓄血之重证，见身黄，少腹硬满，小便自利，其人发狂或如狂，脉沉结。而抵当丸则主治下焦蓄血之轻证，其身热，少腹满而不硬，小便自利，无狂。所以，同样的处方组成，因剂型不同，而药性缓急有差异。汤剂攻逐蓄血之力强而急，丸剂力弱而缓。又如《伤寒论》的理中汤与理中丸，组方相同均主治中焦虚寒证，但仲景明确指出如果用丸剂，效果差时，就改用汤剂，即原文的"丸不及汤"之说。

（三）不同剂型对毒性的影响

中药的不同毒性成分有不同的理化特性，在不同的剂型中显示的毒性强弱亦有不同。因此，具体药物在选择剂型时应各有所宜。以乌头类药物为例，乌头类药物作丸、散剂的毒性比汤剂强，因为其所含剧毒成分双酯类生物碱，经加热煎煮则被水解成低毒的单酯型生物碱或无毒的醇胺型生物碱，毒性降低，但仍不失其祛风湿、镇痛作用，其强心成分亦不受影响，所以入汤剂较入丸、散剂毒性小。这就要求使用乌头类药物在内服入丸、散剂时，应采用其炮制品，慎用生品。

砒霜可以加工成丸散剂内服或外用，把握剂量与证型，以毒攻毒，亦可取效。如果做成酒剂内服，极易被吸收，容易造成中毒。《本草求真·卷六》："若酒服及烧酒服，则肠胃腐烂，顷刻杀人，虽绿豆冷水，亦无解矣！奈何以必死之药，治不死之病"。所以砒霜做成酒剂使用是需要非常谨慎的。

由上可以看出，剂型对药性是有影响的，因此中药剂型制备时，应选择合理剂型，发挥方剂的药性，确保临床用药的安全与有效。

第五节　煎煮对中药药性的影响

煎法通常指汤剂及部分煮散剂的煎药方法。历代大家多数重视中药的煎法，如徐大椿在《医学源流论·卷上》中谓："煎药之法，最宜深讲，药之效不效，全在乎此。夫烹饪禽鱼羊豕，失其调度，尚能损人，况药专以之治病，而可不讲乎？"倘若煎药不得其法，则可能出现徐大椿所说的"方药虽中病，而煎法失度，其药必无效"的后果。为了使煎药环节不影响药效，古人通过实践，总结出了一套影响中药药性、保证疗效的煎药方法。诸如煎药器皿的选择，溶媒的选用，煎煮时间的制订，火候的大小，以及煎药辅料的使用等。

一、煎煮对四气的影响

煎煮的火候、溶剂及辅料等对中药四气可产生增强或抑制的作用。

（一）煎煮加强药物的寒凉之性

以具有寒凉之性的溶媒煎煮药物，可增加药物的寒凉之性。如井华水，清晨初汲之水（早晨第一桶井水），性寒，用以煎药，可加强药物的寒凉之性。《金匮要略》中的风引汤为清热泻火、平肝息风之剂，主治热瘫痫。该方以井华水煎煮，井华水之寒凉增加了全方的寒凉之性，使其清热息风之力加强。

有些寒凉药煎汤代水，用以煎药，也可增强全方的寒凉之性。清代费伯雄《医醇賸义·卷三》的祛烦养胃汤，由鲜石斛（五钱）、石膏（四钱）、天花粉（三钱）、南沙参（四钱）、麦冬（二钱）、玉竹（四钱）、山药（三钱）、茯苓（三钱）、广陈皮（一钱）、半夏（一钱五分）组成，煎煮时用甘蔗三两,煎汤代水,主治中焦热证之中消病。《本草备要·果部》谓:甘蔗"甘寒,和中助脾,除热润燥,止渴消痰,解酒毒,利二便,治呕哕反胃,大便燥结。"该方用性寒的甘蔗煎汤代水,煎煮群药,清热润燥,可加强全方清热生津之功。

（二）煎煮减轻药物的温热之性

《本草纲目·第五卷》:"宋徽宗食冰太过,病脾疾,国医不效,召杨介进大理中丸,上曰:服之屡矣。介曰:疾因食冰,臣请以冰煎此药,是治受病之源也。服之果愈。"宋徽宗食冰太过,寒客中焦,用温中散寒的理中汤治之,方证相符,但因证寒而药性温燥,形成寒证不接受热药的寒热格拒之势,故服之不效。而煎煮时将常水换为冰水,减轻了理中汤的温热之性,服之而瘥。盖因冰水的寒凉之性,一方面减轻了方药的温燥之性,另一方面将冰作为向导之剂(佐药),冰之寒与证之寒,同气相应,消除了证寒而药热的寒热格拒之势,故药到病除。

二、煎煮对五味的影响

（一）煎煮减轻药物的苦味

《伤寒论》中大黄黄连泻心汤为苦寒清热消痞之药。其煎煮方法为以麻沸汤二升渍之,须臾绞去滓。麻沸汤为煮沸之热水,又称百沸水,气味甘平,无毒。大凡中药,轻煎取其气,久煎取其味。该方主治热结痞证,治疗应重在清热,热清则痞消。方中的大黄、黄连味苦性寒,若煎煮时间长,苦性显著,药性下行,恐伤胃气;若煎煮时间短,寒性显著,能清热消痞。正如彭子益《圆运动之古中医学·伤寒论方解篇》所说:"此方用麻沸汤渍之不煎,又只渍少顷,轻之至也。若不用轻剂(轻煎),泻着胃中,则大坏也。"所以用开水浸泡两味药后服用,相当于轻煎之类,取其寒性,减其苦味,倘若久煎则药过病所,苦味过浓而下行,不独病难愈,或致偾事。

（二）煎煮增强药物的甘味

《慎柔五书·卷三》:"损病,六脉俱数,声哑,口中生疮,昼夜发热无间。经云:数则脾气虚,此真阴虚也,此第三关矣。则前保元、四君等剂,皆投之不应,须用四君加黄芪、山药、莲子、白芍、五味子、麦冬,煎去头煎不用,止服第二煎、第三煎,此为养脾阴秘法也。服十余日,发热渐退,口疮渐好,方用丸剂,如参苓白术散,亦去头煎,晒干为末,陈米锅焦打糊为丸,如绿豆大,每日服二钱,或上午一钱,百沸汤下。盖煮去头煎,则燥气尽,遂成甘淡之味。淡养胃气,微甘养脾阴。师师相授之语,毋轻忽焉。"可见,用甘味补脾药,煎煮时去掉第一煎之燥性,取用第二、三煎的煎液,能加强其甘味的煎出,即"遂成甘淡之味",提高健脾养胃的疗效。这种煎煮方法,对临床煎煮养阴药颇有启发。

（三）煎煮增强药物的辛味

酒,性味辛温,有行经络而通痹塞、温血脉而散凝瘀之功。《金匮要略·妇人杂病》:"妇人六十二种风,腹中血气刺痛,红蓝花酒主之。……红蓝花酒方:红蓝花(二两)。右一味,酒一大升,煎减半,顿服一半,未止,再服。"该方主治妇人血气瘀滞的腹痛,方用辛温的红花活血化瘀,用酒煎,加强了全方的辛味,增强了红花的活血祛瘀止痛作用。

三、煎煮对升降浮沉的影响

（一）煎煮加强药物升浮之性

1. 轻煎加强药物升浮之性　药物轻煎可使药物性主升浮，长于发散表邪。如《温病条辨》中银翘散是治疗上焦风热证及温病初期的代表方，病证在肌表、在上焦，其煎法为"香气大出，即取服，勿过煎。肺药取轻清，过煎则味厚而入中焦矣。"就是说煎煮时要求轻煎，可保证药性的升浮发散，去除肌表风热之邪。所以大凡治疗感冒、咳嗽以及皮肤病的方药，煎煮时均不宜久煎，以便于药物升于上、浮于外，治疗上焦及肌表病证。

2. 后下加强药物升浮之性　轻煎是指全方药物煎煮时间短，后下是指部分药物煎煮时间短。对于含有挥发性成分多的药物，如薄荷、藿香、佩兰等，富含挥发性成分，药性升浮，具有发散表邪的作用，如果煎煮时间长，有效成分散失，药性减弱。故采用后下的煎煮方法，缩短煎煮时间，有利于保存其成分，从而使药性升于上，浮于外。后下的方法是，将后下药物先用洁净水浸泡，待群药煎成之前，加入后下药物（连同浸液），再煎煮5~10分钟即可。

3. 溶媒加强药物升浮之性　逆流水在《本草便读·水部》记载谓："凡水之性皆望东流，自上下趋为顺，逆流者系河道曲折之处，水不能直行向东，必回环逆西，即谓之逆流水，煎吐药最宜。"逆流水作为涌吐药的煎药溶剂，能够引药上行。《本草纲目·水部第五卷》记载："逆流水，洄澜之水，其性逆而倒上，故发吐痰饮之药用之也。"《温病条辨》中的一物瓜蒂汤，主治太阳中暍，身热疼痛而脉微弱，瓜蒂本身具有涌吐之功，更以逆流水为溶媒煎煮，增加了瓜蒂的上行催吐之力，故有"先服一杯，不吐再服，吐，停后服"的用药提示。

（二）煎煮加强药物沉降之性

1. 煎煮时间延长加强药物的沉降之性　煎煮中药，随着煎煮时间的延长，下行之力增加。如发散表邪、性主升浮的桂枝汤，煎煮时"以水七升，微火煮取三升。"而降逆止呕、性主沉降的小半夏汤，煎煮时"以水七升，煮取一升半。"二方都是加水七升，煎取的药液量多少有区别，桂枝汤为了取其升浮之性，故煎煮时间短，煎取药液多至三升。而小半夏汤为了取其止呕的沉降之性，故煎煮时间长，煎取药液少至一升半。又如麻黄汤发散风寒，性主升浮，主治风寒表实证，煎煮时"以水九升，煮取二升半。"大承气汤泻下通便，性主沉降，主治阳明腑实证，煎煮时"以水一斗二升，煮取二升"，大承气汤煎煮时间较麻黄汤煎煮时间长。所以一般而言，欲其药性下行，煎煮时应适当久煎，欲其药性升浮，煎煮时应适当轻煎。这种煎药与药性之间的联系，应引以重视。

2. 煎药溶媒加强药物的沉降之性　有些溶媒具有沉降下行之性，可使药性沉降。如急流水，在《本草纲目·水部第五卷》中记载："顺性顺而下流，故治下焦腰膝之证，及通利大小便之药用之。急流水，湍上峻急之水，其性急速而下达，故通二便风痹之药用之。"以顺流水、急流水煎药可引诸药下行。《温病条辨》中以急流水煎煮小陷胸加枳实汤，即取其性急速而能下达之意。再如《儒门事亲·卷三》记载一案例：昔有患小溲闭者，众工不能瘥，予易之长川之急流，取前药而沸之，一饮立溲。可见，急流水用来煎煮利小便的中药可提高药效，至于急流水与常水的区别，需要进一步的用现代研究去探讨。

四、煎煮对刚柔的影响

药性的峻猛或者缓和是药物的刚柔表现之一,煎法可以影响药性的刚柔变化。如大黄一药,陈嘉谟《本草蒙筌·卷之三》记载:"如欲下行,务分缓速,欲速生使,投滚汤一泡便吞;欲缓熟宜,同诸药久煎方服。"就是指大黄轻煎则泻下作用强,其性刚;久煎则泻下作用缓和,其性柔。这是陈氏对单味大黄煎煮与药性相关联的论述。

再如一些发散外邪的药物,如麻黄、羌活、薄荷等,煎煮时间短,发散力强,煎煮时间长则药性缓和,发散力量减弱。故身体壮实的外感患者,煎药时大火急煎,取其力猛而刚,一举逐邪外出。而体弱患者外感时,组方时需要兼顾正气,煎药时可适当延长煎煮时间,减缓发散药的发散之力,使其药性柔和,祛邪不伤正。

五、煎煮对补泻的影响

陶弘景《本草经集注·序录》:"凡煮汤,欲微火令小沸,其水数依方多少,大略廿两药,用水一斗,煮取四升,以此为率。然则利汤欲生,少水而多取;补汤欲熟,多水而少取"。利汤是指祛邪的方药,补汤是指补虚的方药。陶氏认为,久煎宜用于补益药,轻煮应用于祛邪药。所以为加强补益药的药性,煎煮时应适当延长煎煮时间,以利于药物的补性充分煎出。而祛邪药,煎煮时应适当缩短煎煮时间,以免久煎减弱其祛邪之力。

六、煎煮对毒性的影响

对于有毒中药,合理的煎法可以起到减毒增效作用。

(一)久煎减毒

附子辛热,有大毒。现代研究发现,附子的毒性物质基础为脂溶性生物碱,主要是双酯型生物碱,水溶性生物碱为其控毒成分,在较长时间的浸泡和蒸煮过程中,剧毒性的双酯型生物碱可被水解成毒性小的单酯型生物碱,毒性降低。所以现代应用附子时,一般先煎半小时以上,使毒性降低,随着附子用量的加大,煎煮时间应相应延长。

(二)去上沫减毒

麻黄汤的煎煮法为:以水九升,先煮麻黄,减二升,去上沫,内诸约,煮取二升半,去滓,温服八合。其原因可能是煎煮麻黄时的"上沫"有"令人烦""引逆气上行""发越肾气"等副作用。《本草经集注·序录》载:"凡汤中用麻黄,皆先别煮两三沸,掠去其沫,更益水如本数,乃纳余药,不尔令人烦"。至于麻黄汤液"上沫"中是何种成分有副作用,尚待进一步研究。

(三)煎药辅料减毒

蜂蜜具有益气补中、止痛解毒的功效。可用作煎药辅料,以减轻方剂的毒性。如《金匮要略·中风历节病》中的治疗历节疼痛不可屈伸的乌头汤,由乌头、黄芪、芍药、麻黄、炙甘草组成,其乌头煎法是:以蜜二升,煎取一升,即出乌头。然后将煎煮乌头的蜂蜜液与其他四味药的水煎液混合、浓缩,再酌情服用。该方用蜂蜜煎乌头,一取其解毒之功,缓和乌头毒性;二取蜂蜜甘缓之性,缓和性急之乌头的药性,留恋其药力,使之缓缓发挥散寒止痛之功,祛除沉寒痼冷。

煎法对中药药性的影响是重要的,正如徐灵胎所说"药之效不效,全在乎此"。然而临床煎煮中药,其煎法往往容易被忽视,认为药之有效与否,重在处方,其实中医用药是一个系统工程,每个环节都对药效与毒性都可能产生着影响,故煎煮对药性的影响也应引以重视。至于现今煎药机煎药对药性的影响,还有很多需要发现及探讨的内容。

第六节　服法对中药药性的影响

服法是指中药服用的方法。不同的药物用于不同的病证要求用不同的服法,合理的服法可以影响中药药性,增进疗效,降低副作用。而不当的服法则可能事倍功半,影响疗效。前人是比较重视服法与药性之间的关系的,如《医学源流论·卷上·服药法论》曰:"病之愈不愈,不但方必中病,方虽中病,而服之不得其法,则非特无功,而反有害,此不可不知也"。可见,中药服法是影响中药药性的又一个重要环节。

一、服法对四气的影响

（一）服药时间对四气的影响

同样一首处方,由寒性药与热性药两类药物组成,但因为服药时间不同,就表现出不同的寒热药性。元代医家王好古《阴证略例·阴阳寒热各从其类生服药同象》:"假令附子与大黄合而服之,昼服则阳药成功多于阴药,夜服则阴药成功多于阳药,足从其类也。"昼为阳,夜为阴。白天服药,方中温热性的附子能得到外界阳气的资助而易于发挥作用,方中寒凉性的大黄受到阳气的制约而不易发挥显著作用。相反的,夜间服药,方中的大黄能得到外界阴气的资助而易于产生功效,附子的温热作用则受到一定程度的抑制,所以服药时间对于药物的寒热之性是有影响的。王氏虽然只言及大黄与附子的不同服药时间对其药性的影响,但根据中医药基础理论,这对其他温热性或寒凉性复方的合理服药时间也具有示范性。

（二）服药温度对四气的影响

服药温度主要分为温服法和冷服法。发散风寒药的药性温热,主治风寒表证,服药时应温服,以助药力。《医学源流论·服药法论》:"如发散之剂,欲驱风寒出之于外,必热服,而暖覆其体,令药气行于荣卫,热气周遍,挟风寒而从汗解。若半温而饮之,仍当风坐立,或仅寂然安卧,则药留肠胃,不能得汗,风寒无暗消之理,而荣气反为风药所伤矣"。可见,热服对于治疗风寒表证药发挥作用而言,是颇为重要的。如果半温半冷的温度服用,再加之当风坐立,或者服药后不活动,汗不能出,邪气外出无路,病不能速愈。

中药香薷具有发汗解表、和中化湿、利水消肿等作用,素有"夏月麻黄"之称。用香薷时,如果用其发汗解表之功,煎煮时需要加酒,服法要求温服,取其温服之法,加强药物的发表之力。如果用其利水消肿作用时,需要在煎煮后放置水中沉冷服,取其冷服之法,促使药物下行之性,加强药物利水消肿之效。

药物冷服是常用的一种服药方法。冷服法是指中药煮好后放置阴凉处,药液温度放凉后服用,如此可助药物的寒凉之性,如《兰室秘藏·卷中》的清胃散,具有清胃凉血之功,主治胃热证,证见牙痛,头痛,面赤等,组成药物有黄连、生地黄、牡丹皮、当归、升麻,煎煮后的服法为"带冷服之。"放冷后服用可助药物的寒凉之性,使方剂具有更好的清热效果。

再如《温病条辨·上焦篇》中五汁饮方及雪梨浆方均为甘寒养阴之剂,用以治疗热盛伤阴证,吴鞠通分别谓之甘寒法与甘冷法,五汁饮方的服用方法为"临时斟酌多少,和匀凉服。"雪梨浆方的服法为"新汲凉水内浸半日,时时频饮。"二者皆为冷服法,取药液温度之冷,协助药物的甘寒之性,发挥清热生津救液之功。

另外,"热药冷服"是治疗上热下寒证药物的服药方法之一。如《医贯·卷之一》记载:"予尝于阴虚发热者,见其大热面赤口渴烦躁,与六味地黄大剂,一服即愈。如见下部恶寒足冷,上部渴甚燥极,或欲饮而反吐,即以六味汤中,加肉桂、五味,甚则加附子,下咽即愈。予尝以此,活人多矣,敢以私秘乎?"六味地黄汤加入肉桂、附子等,即桂附地黄丸方,用此方治疗上热下寒证,冷服之,藉药液温度低,有下行之性,可以将温热之药带入下焦,径补下焦阳虚,阳气得补,则上焦虚火下纳归元,于是上热得清,下寒的温。如果温热药温服,有可能资助上焦虚火之弊,出现虚不受补之象。

二、服法对升降浮沉的影响

(一)服药剂量对升降浮沉的影响

1. 少量频饮可助药性升浮 一般而言,一次服药剂量小者主升,剂量大者主降。所以服用中药,少量频饮这种服药方式常可助药性升浮,具有轻清上浮之意。《温病条辨》银翘散为辛凉透表之剂,原方服法为:"每服六钱,病重者,约二时一服,日三服,夜一服;轻者三时一服,日二服,夜一服;病不解者,作再服。"此服法,每次六钱,用量小,约二时服一次,可谓频服,故为少量频饮方。该服法可使药物更好的作用于肺卫,透散肌表风热之邪,正如吴鞠通对银翘散服法的解释"盖肺位最高,药过重,则过病所,少用又有病重药轻之患,故从普济消毒饮时时轻扬法"。故知其使用小剂量的目的是帮助药物发散风热作用。

2. 大剂量顿服可助药性沉降 《汤液本草·卷上》:古人服药有法,"在上不厌频而少,在下不厌顿而多。少服则滋荣于上,多服则峻补于下。"《儒门事亲·卷一》:"治肝及在下而远者,宜顿服而数少之大方。"就是说,汤剂服用剂量小,则滋润道路,到达下焦时,药力甚微,故可以考虑减少服药次数,增加服药剂量,以期促使药物入走下焦,治疗下焦病证。所以一次服药的剂量增大,可加强全方的药性沉降。如《金匮要略·惊悸吐衄下血》的黄土汤主治脾不统血的便血证,其服法为:"煮取三升,分温二服。"这种服法,每次服一升半(约合今300ml),与《金匮要略》的其他多数方药的"煮取三升,分温三服"每次服一升(约200ml)相比,每一次的服药量偏大,每日服药次数则由三次减少为二次。黄土汤的这种服药方法,可帮助全方的沉降之性,直趋大肠,厚肠胃,止便血。

(二)服药时间对升降浮沉的影响

病位在上焦者,服药时间应在饭后,因为饭后服用,由饮食托载药物,药物下行受阻而作用于上焦,故凡咳嗽、喘息、皮肤疾病、头面疾病、胸膈疾病等,皆适宜饭后服药。

控涎丹又名妙应丸,由大戟、甘遂、白芥子组成,主治痰涎伏在胸膈上下证。该方的服法为:食后临卧,淡姜汤下五、七至十丸。因其病邪伏藏在胸膈,用药的主要目的虽然是攻逐顽痰,但为了达到这一目的,彻底逐邪外出,用药时首先应使药物具有一定的升浮性,以便作用于胸膈,充分搜除胸膈痰饮后,然后再凭借大戟、甘遂的峻猛之性,一举荡涤胸膈痰饮自二便排出。所以服药时要求饭后服,并且服药后尽快取卧位,卧位有助于药性停留胸膈,搜剔顽痰,较好发挥清除胸膈痰饮的作用。正如《神农本草经》所云"病在胸膈以上者,先食后服药"。

再如《医方集解·卷下之十五》记载王隐君的礞石滚痰丸,组成药物有青礞石、沉香、黄芩、大黄、朴硝,功能攻下老痰热痰,主治病位在上焦,主治病证为怪证百病,今多用于癫痫的治疗。该方服法为:"服后仰卧,令药在胸膈之间,除逐上焦痰滞,不宜饮水、行动。"可见,服药后仰卧,有助于药物停留于上焦,但此时若立即饮食或行动,恐饮食与行动促使药物下行,不利于搜逐上焦痰滞,所以要求服药后不宜饮食、行动。于此可知,中医用药,还要考虑药物之外的因素对药性、对功效的影响,即中医合理的药后护理也有益于药物发挥应有的疗效。

与饭后服药不同,饭前服药,由于先服药,后进食,饮食可以推进药物下行,故饭前服药,能够加强药物的沉降之性。正如《神农本草经》所云"病在心腹以下者,先服药而后食。"一般说来,病位在下焦者,适宜饭前服,以利于药物直达病所。另外如补益药,也适宜饭前服,希冀补益之成分充分吸收,补益之性能充分发挥。如右归丸是治疗肾阳虚的代表方,原方要求"食前服",旨在通过服法以加强该方的下行入肾的补益之功。

(三)服药方式对升降浮沉的影响

含化、咀嚼使药物缓慢吸收,这是与汤剂、散剂等有区别的服药方式。这种服法可助药性升浮以作用于上焦,如张锡纯《医学衷中参西录·前三期合编第八卷》中的咀华清喉丹,该方组成为:大生地黄一两、切片,硼砂钱半、研细。主治咽喉肿疼。其服法是"将生地黄一片,裹硼砂少许,徐徐咀细咽之,半日许宜将药服完。"对此张氏解释道:"必细细嚼服者,因其病在上,煎汤顿服,恐其力下趋,而病转不愈。且细细嚼咽,则药之津液常清润患处也。此方愚用之屡矣,随手奏效者不胜纪矣"。方中生地黄虽然质重而下趋,但通过缓慢咀嚼的服药方法,使药性持续作用于上焦。中医用药不仅要熟知药物本身固有的药性,使用方法也是应该给予重视的。

再如《景岳全书·卷之五十一》中的贝母丸,原书谓"消痰热,润肺止咳,或肺痈肺痿,乃治标之妙剂。贝母一两,为末,用砂糖或蜜和丸,龙眼大。或噙化,或嚼服之。"该方的服法噙化或嚼服,其目的也是让药物缓慢、持续、少量吸收,药性停留上焦,发挥治疗上焦病的预期疗效。

三、服法对补泻的影响

空腹服药可以增强药物的泻下逐水作用。如舟车丸由牵牛子、大戟、甘遂、芫花、槟榔、木香、青皮、化橘红、轻粉组成,功能行气逐水,主治水肿、胸水,邪气盛而正气不虚者。其服法为:每服五分,五更白滚水下,大便利三次为度。若一二次不通利,次日仍服。五更时分,胃肠排空,此时服药可谓"空腹服"。空腹服药增加了药物的吸收率,逐水作用增强。正如《医学源流论·服药法论》所云:"能利之药,欲其化积滞而达之于下也,必空腹顿服,使药性鼓动,推其垢浊从大便解。若与饮食杂投,则新旧混杂,而药气与食物相乱,则气性不专,而食积愈顽矣。"这为攻积药的合理服法提供了理论依据。

驱虫药适宜空腹服。虫性馋,食入则虫趋之。空腹时,人、虫俱饿,进食药物,虫趋往而食之,遂被毒杀。所以空腹服用驱虫药,驱虫效果较好。

空腹服药还可以加强药物的补益作用。空腹服药时,由于药物的吸收率提高,所以滋补药物同样可以空腹服用,增强其滋补作用。

四、服法减轻药物毒性

《金匮要略·痰饮咳嗽》十枣汤中,甘遂、芫花、大戟均有毒,功能峻下逐水,为了减轻药物毒性,方中加入大枣固护正气,缓解药物的峻烈之性。同时又通过采用适当的根据体质的个体化服药方法以把握药物毒性与峻猛之性,即"强人服一钱匕,羸人服半钱匕,平旦温服之;不下者,明日更加半钱匕。"因为该方有毒,为攻邪峻猛之剂,所以服药次数为日一次,不可一日连续服用,防止中毒,损伤正气,而体弱之人又需减少剂量,每服半钱匕,是体质强壮人的一半,希望通过服药剂量与次数以降低毒性的程度,祛邪而不伤正。再如《金匮要略·胸痹心痛》治疗阴寒性胸痹心痛的乌头赤石脂丸,服法为:"先食服一丸,日三服,不知稍加服。"乌头有毒,药性峻烈,药量从小量递加,防止中毒。一般而言,有毒中药,服药时,从小剂量开始,根据患者反应,斟酌用量的调整,力保用药安全是有必要的。

五、服法减轻药物偏性

药物皆有偏性,如果应用不当就会损伤人体正气,所以合理的服法可以避免或减轻药物的副作用。

(一)"中病则止"可以减轻药物偏性

"中病则止"是指用药治病,疾病痊愈后就停服药物。对于发散药与攻下药,如果应用过量会有损伤正气的弊端,"中病则止"可减轻或避免药物副作用。如桂枝汤,主治太阳中风,功能发汗解肌,其服法为:"若一服汗出病差(愈),停(止)后服,不必尽剂。"如果过量服用桂枝汤,会使人汗出过度,如水淋漓,伤阳损阴,所以"中病则止"可以防止桂枝汤辛温发散太过、损伤正气之弊。又如大承气汤,主治阳明腑实证,功能峻下热结,其服法为:"得下,余勿服。"若大便通畅后,继续服用,泻下过度,可能伤及正气,即"下之则伤阴"。

(二)少量频服可以减轻药物偏性

《金匮要略·肺痿肺痈咳嗽上气病脉证治第七》中的泽漆汤,主治水气犯肺之咳嗽脉沉,其服法为:"煮取五升,温服五合,至夜服尽。"此即为频服法,每次只服五合(约100ml)。该方所治之证为邪实而正虚,不攻积水则咳不止,攻之又恐伤正,故频服渐进,能够涤水饮、扶正气,止咳嗽,又因小量频服,不易损伤正气,有助于避免副作用的发生。

(三)饭后服可以减轻药物偏性

有些药物对胃肠有刺激,若饭前服用,药物直接刺激胃肠,可能产生不适反应。若饭后服用,由于饮食对胃肠黏膜的保护作用,可以避免刺激性药物对胃肠的刺激性,从而减轻或消除其副作用。

《医学源流论·服药法论》:"服药之法,宜热宜温,宜凉宜冷,宜缓宜急,宜多宜少,宜早宜晚,宜饱宜饥,更有宜汤不宜散,宜散不宜丸,宜膏不宜圆,其轻重大小,上下表里,治法各有当。此皆一定之至理,深思其义,必有得于心也。"服药方法对药性是有影响的,为提高用药疗效及安全性,服药方法不可疏忽,是需要予以重视的。

第七节　贮藏对中药药性的影响

从古至今,历代医家皆认识到贮藏对中药药性有一定的影响,如《本草蒙筌·总论》中提出:"庶分两不致耗轻,抑气味尽得完具,辛烈者免走泄,甘美者无蛀伤。陈者新鲜,润者干燥。用斯主治,何虑不灵?"是说合理贮藏药材,使其气味、质地得以完好保存,避免药性散失或改变,保证饮片药效,药物才能在临床发挥其应有的作用。

在中药的采收、加工、炮制、制剂等过程中,贮藏对药性的影响贯彻始终。随着中药及制剂的贮藏时间或条件的改变,饮片的颜色、气味、质地等亦随之改变,中药的药性、药效可能发生变化。经过往代医家的用药实践总结,认为贮藏对药性的影响是不容忽视的。

一、贮藏能保存中药药性

中药合理贮藏,可以长期保存其药性。《备急千金要方·卷一·序例》:"凡药皆不欲数数晒曝,多见风日,气力即薄软,宜熟知之。诸药未即用者,候天大晴时,于烈日中曝之,令大干,以新瓦器贮之,泥头密封。需用开取,即急封之,勿令中风湿之气,虽经年亦如新也。其丸散以瓷器贮,蜜蜡封之,勿令泄气,则三十年不坏。诸苦杏仁及子等药,瓦器贮之,则鼠不能得之也。凡贮药法,皆须去地三四尺,则土湿之气不中也"。这里提出了贮藏中药,不宜反复曝晒,需要干燥而密封,放置离地三四尺的高度,以防受潮等,前人经验,值得参考。现今贮藏中药,要求通风、干燥、低温、卫生,以利保存药性。

此外,中药有对抗贮藏方法,如利用药材具有的不同气味,共同贮藏,进而防止药材生虫、保持药性。如人参须与细辛,冰片同灯心草,牡丹皮与泽泻,冬虫夏草与西红花,当归与麝香,陈皮与高良姜,阿胶与蒲黄炭等,这些药物共同贮藏,均有益于保存各自的药性、功效,正如陈嘉谟所说:"气味尽得完具,……用斯主治,何虑不灵"。

二、贮藏能改善中药药性

《神农本草经》提出"真伪陈新,并各有法"。意为新药材和陈久药材有各自不同的药性与用法。

实践发现,有些中药经过贮藏,时间虽久,而药性尤良。如《本草从新·药性总义》记载:"南星、半夏、麻黄、大黄、木贼、棕榈、芫花、槐花、荆芥、枳实、枳壳、橘皮、香栾、佛手柑、山茱萸、吴茱萸、燕窝、蛤蚧、沙糖、壁土、秋石、金汁、石灰、米、麦、酒、酱、醋、茶、姜、芥、艾、墨、蒸饼、诸曲、诸胶之类,皆以陈久者为佳,或取其烈性减,或取其火气脱也"。《本草纲目·第三十卷》:"橘皮疗气大胜,以东橘为好,西江者不如,须陈久者为良"。《本草纲目·第三十六卷》:"枳实、枳壳性效不同,若使枳壳,取辛苦腥并有隙油者,要陈久年深者佳"。此处的橘皮久存而性"良",枳实久存而性"佳",均提示这些药贮藏时间长,药性较之新品为优。传统所言六陈药(半夏、麻黄、狼毒、枳实、陈皮、吴茱萸)是贮藏后药性转良的代表药,六陈药若用新采收的药物,其气味强烈,刺激性强,容易导致正气耗散,产生不良作用,而贮藏一定时间后,则气味缓和,副作用减少,药性专精,疗效提高。

三、贮藏能减弱中药药性

一般而言,中药以当年新产者为佳,如果长期贮藏,药性可随时间延长而丢失,药效因之降低,故有"老医迷旧疾,朽药误新方"之说。

如《汤液本草·卷上·东垣先生用药心法》记载:"至元庚辰六月,许伯威年五十四,中气本弱,病伤寒八九日,医者见其热甚,以凉药下之,又食梨三、四枚,痛伤脾胃,四肢冷,时发昏愦。予诊其脉,动而中止,有时自还,乃结脉也。心亦悸动,吃噫不绝,色变青黄,精神减少,目不欲开,倦卧,恶人语笑,以炙甘草汤治之。成无己云:补可去弱。人参、大枣之甘,以补不足之气;桂枝、生姜之辛,以益正气。五脏痿弱,荣卫涸流,湿剂所以润之。麻仁、阿胶、麦门冬、地黄之甘,润经益血,复脉通心是也。加以人参、桂枝,急扶正气,生地黄减半,恐伤阳气。锉一、两剂,服之不效。予再候之,脉证相对,莫非药有陈腐者,致不效乎? 再市药之气味厚者,煎服,其证减半,再服而安"。可见,贮藏条件不当或时间过长,可使药性降低,不能不给予重视,而这种影响是多方面的,包括药性的四气、五味、升降浮沉等,其影响根据具体情况可以分为以下两个方面。

（一）贮藏使药性降低

饮片在贮藏过程中,因贮藏条件不当或贮藏时间过长,致使气味散失,有效成分会发生自然分解或改变,导致药性改变,药效降低。

如薄荷、荆芥、藿香等以挥发油为主要有效成分的饮片,开放式贮藏或长时间贮藏,挥发油成分散失较多,则气味减弱,辛散升发之力下降,疗效降低。

有些饮片,长期储存,出现变色、走油现象,其化学成分也会发生改变,进而使药性降低或改变,如枸杞子、菊花、当归、白芍、柏子仁等。现代研究发现,白芍随贮藏时间延长,芍药苷含量呈下降趋势。温度和相对湿度越低,芍药苷含量降低趋势趋缓。

至于饮片虫蛀,则损耗分量,并夹杂有虫的代谢物,会影响药用价值。所以,中药贮藏不当,其药性可能会减弱,用药时应予注意。

（二）贮藏使药性丧失

在贮藏过程中,如果饮片发生霉变则丧失药性,失去药用价值,不可再用于临床。发霉现象提示药物已经腐败变质,药性发生根本性改变,临床使用,恐产生不良反应。

基于上述,多数饮片应以当年新货为佳,经过长时间贮藏的饮片,应考虑其药性的自然散失这一自然现象。

四、贮藏对毒副作用的影响

（一）贮藏降低药物毒性

传统认为,六陈药有毒者,通过贮藏可减其毒性。如狼毒为瑞香科植物瑞香狼毒或大戟科植物狼毒大戟、月腺大戟的根,气味辛平,有大毒。狼毒新品毒性较强,故宜贮存一定时间,待陈久后使其辛烈之性降低后使用,可以降低其毒性。

（二）贮藏降低药物副作用

半夏为天南星科植物半夏的块茎,气味辛平有毒,《本草蒙筌·卷之三》:半夏"久藏入药,同橘皮谓二陈。生嚼戟喉,消渴一切血症,尤禁莫加。因燥反助火邪,真阴愈被熬害,津枯血耗,危殆日侵,不得不预防也。"可见半夏具有刺喉的毒性及性燥伤阴的副作用。其毒性主要通过炮制、配伍来减毒,而其燥烈之性常通过贮藏也可得以部分的降低,如《本草备要·卷之三》言:陈皮"陈则烈气消,无燥散之患。半夏亦然"。

五、贮藏对制剂药性的影响

贮藏不只对单味中药饮片的药性产生影响,对制剂的整体药性亦有一定的影响。所以古人常在熟识药性的基础上对贮藏的条件及时间加以利用,使制剂的药性改变,达到减少毒副作用、提高疗效的目的。

（一）贮藏能增强制剂药性

煎煮的药液，经过合理贮藏，也可以改变药性，提高药效。吴鞠通《温病条辨·中焦篇》："太阴脾疟，脉濡寒热，疟来日迟，腹微满，四肢不暖，露姜饮主之。人参一钱，生姜一钱。水两杯，煮成一杯，露一宿，重汤温服"。吴氏对该方煎煮后贮存一夜然后服用的用药方法进行了阐述："此偏于太阴虚寒，故以甘温补正。其退邪之妙，全在用露，清肃能清邪热，甘润不伤正阴，又得气化之妙谛"。露姜饮是借助贮藏来改变药性，增强疗效的典型方剂。其贮藏时间为一夜，贮藏条件为暴露于外，借助"露置"使原方达到"甘温复甘凉"的气味，药物甘温，"露置"甘凉，全方药性改善，使制剂更好的发挥作用。

当今药房、药店为患者代煎中药的情况是常见的，这是时代与科技发展的产物，它的出现，节省了患者熬药的麻烦，方便了患者用药。但代煎药往往一次加工出数日或更长时间的药量。从《温病条辨》所载露姜饮可以推想，代煎药液的长时间贮藏可能会对其药性、功效产生影响，值得进一步研究。

（二）贮藏能减低制剂的毒副作用

传统外用药中的黑膏药生产后如果直接应用，常对皮肤产生局部刺激，会出现红斑、瘙痒，甚至发疱、溃疡等症状。所以黑药膏的制作过程有"去火毒"这一步骤，而"去火毒"的其中一个方法就是久置阴凉处。这正是以贮藏之法来达到减毒的目的。

贮藏对药性的影响是不容忽视的。大多数情况下随着贮藏时间和贮藏条件的改变，中药药性常常会发生变化，甚至影响其在临床发挥应有的作用。通过贮藏可以保存药性，使中药药性能够在临床充分发挥作用。另外，针对具体药物或制剂，可以利用贮藏条件和时间来优化药性，降低毒副作用。所以中医药学家应当合理利用各种贮藏条件，把握贮藏时间，针对每味中药不同的药性特点，寻找有利于保存中药药性的贮藏方法。

影响中药药性变化的因素甚多，深入学习影响中药药性的相关因素，提示我们药性随时都可能因为贮藏、炮制、制剂、配伍、煎药方法、服药方法等的不同而发生变化，所以学习、认识、研究与应用药性是一个系统过程，只有在每一个环节重视药性可能发生的变化，才能准确把握药性，合理利用药性，达到防治疾病的目的。

【复习思考题】

1. 举例说明炮制辅料对饮片药性有何影响。
2. 举例说明炮制对饮片升降浮沉的影响。
3. 举例说明炮制对饮片归经的影响。
4. 举例说明炮制对饮片毒性的影响。
5. 如何通过炮制改变药物的补泻性能？
6. 炒黄、炒焦、炒炭对饮片药性各有何主要影响？
7. 甘寒配伍、甘温配伍的配伍作用各是什么？举例说明之。
8. 酸甘配伍、辛苦配伍的配伍作用各是什么？举例说明之。
9. 如何通过配伍调理人体升降气机？举例说明之。
10. 举例说明引经药在方剂中的作用。
11. 如何通过配伍减轻滋补方剂的滋腻之性？

12. 试述剂量变化与药性之间的联系。

13. 试述汤剂、散剂的药性特点及临床应用。

14. 试述丸剂的不同辅料对中成药药性的影响。

15. 试述丸剂规格对中成药药性的影响。

16. 试述轻煎与久煎各自对药性的影响。

17. 试述煎药溶媒对药性的影响。

18. 试述服药时间对药性的影响。

19. 举例说明"热药冷服"的药性特点。

20. 举例说明"少量频服"的要性特点。

21. 试述饮片放置时间长短对药性的影响。

22. 举例说明哪些药以"陈久"入药为良。

第八章 / 中药药性的临床应用

中药药性理论是指导中医临床用药的基本理论。病证有寒热虚实之异，升降失常之别，如何将中药的寒热补泻、升降浮沉、归经等不同药性，用于指导临床正确使用方药，是学习、应用药性理论的重要目的之一。

第一节 四气的临床应用

药物的四气主要是指药物所具有的寒、热、温、凉四种属性，其中"寒"与"凉"是同一属性，"热"与"温"是同一属性，只是程度的差异而已。认识药物四气的主要目的，是利用药物的寒热属性纠正机体的寒证与热证，了解《内经》"寒者热之，热者寒之"、《本经》"疗寒以热药，疗热以寒药"等治疗原则在中医临床的具体应用。

一、温热药性的临床应用

温热性药物具有温里散寒、补火助阳、回阳救逆、温通血脉等作用，临床可以用来治疗里寒证、阳虚证、亡阳证以及寒凝血脉证等。

（一）治疗阳虚证

温热性药物具有补气壮阳等作用，临床可治疗诸阳虚证。清·余震《古今医案按·卷二》用温补类方剂治疗下焦虚寒之消渴证获得显效。其医案记载："孙东宿治一书办，年过五十，酒色无惮，忽患下消症，一日夜小便二十余度，清白而长，味且甜，少顷凝结如脂，色有油光，他医治半年不验，腰膝以下皆软弱，载身不起，饮食减半，神色大瘁。孙诊之，六部大而无力。经云：脉至而从，按之不鼓，诸阳皆然，法当温补下焦。以熟地黄六两为君，鹿角霜、山茱萸各四两，桑螵蛸、鹿角胶、人参、茯苓、枸杞、远志、菟丝子、山药各三两为臣，益智仁一两为佐，桂、附各七钱为使。蜜丸，早晚盐汤送四五钱，不终剂而愈"。

此证由下焦肾阳不足，不能蒸腾津液于上，口舌失润，故口渴而多饮。方中用鹿角胶、鹿角霜、菟丝子、益智仁等温热性药物，入走下焦，温补肾阳，使阳气充盛，蒸腾津液，熏蒸于上，则津生而渴止。该医案立法是"法当温补下焦"，用药是温热类药为主，主治病证为阳虚消渴，药性与证候丝丝入扣，故"不终剂而愈"。可见辨证明确，药性应用合理，其效如鼓应桴。

（二）治疗里寒证

温热性药物的温里散寒之功，可以指导临床治疗里寒证。《丁甘仁医案·卷四·咳嗽案》记载："朱左，新寒引动痰饮，渍之于肺，咳嗽气急又发，形寒怯冷，苔薄腻，脉弦滑。仿《金匮》痰饮之病，宜以温药和之"。此证为外有风寒、内有寒饮，内外俱寒，外寒在表，内寒在肺，根据"寒者热之"之理，医案中使用"温药"桂枝、半夏、紫苏子、橘红等治之，温化寒饮、发散表邪，标本兼治。

（三）治疗亡阳证

有些温热性药物具有回阳救逆作用，可以指导临床治疗亡阳重证。《吴鞠通医案·卷五》："张，女，十五岁。燥金之气，直中入里，六脉全无，僵卧如死，四肢逆冷，已过肘膝，痛转筋。与通脉四逆汤加川椒、吴萸、丁香一大剂，厥回脉出一昼夜，次日以食粥太早，复中如前，脉复厥，体又死去矣。仍用前方，重加温药一剂，厥回其半。又二帖而活，后以补阳收功"。

通脉四逆汤是回阳救逆的代表方，该医案中用通脉四逆汤加川椒、吴茱萸、丁香等大队温热之品，用来挽救阳虚厥逆证之所以取得显效，是因为医案能够将温热药性，合理的用于亡阳僵卧如死的治疗。吴氏既识证，又识药，故有起死回生之力。

温热性药物大多药性温燥，临床辨证属于寒证的，均可以酌情应用。如甘草干姜汤、理中汤、四逆汤等皆属温热性的方药，分别可以治疗虚寒肺痿、中焦虚寒以及亡阳证等。但是温热药应用不当，容易伤阴，故阴虚内热、实热炽盛等，慎不可用，以免伤阴助火。

二、寒凉药性的临床应用

寒凉性药物具有清热泻火、养阴生津、凉血等功能，临床可以治疗实热证、虚热证、阴虚证、血热证等。

（一）治疗实热证

寒凉性药物功能清热泻火，根据"热者寒之"的中医理论，可以指导临床治疗实热证。张锡纯《医学衷中参西录·第四期第一卷》单用寒凉之石膏治疗实热证取效。其载："长子荫潮，七岁时，感冒风寒，四五日间，身大热，舌苔黄而带黑。孺子苦服药，强与之即呕吐不止。遂单用生石膏两许，煎取清汤，分三次温饮下，病稍愈。又煎生石膏二两，亦徐徐温饮下，病又见愈。又煎生石膏三两，徐徐饮下如前，病遂全愈"。

石膏性寒，可以治疗大热证。该病例系七岁儿童，感冒四五日，已入里化热，虽为稚阴稚阳之休，然身大热，张氏审证的确，把握药性，用大寒之石膏，外透肌肤之热、内泄脏腑实火。考虑到"孺子苦服药，强与之即呕吐不止"的特点，不用苦寒之品，使用甘寒之石膏，水煎内服，病遂愈，体现了"疗热以寒药"的基本治则。

（二）治疗虚热证

寒凉性药物可以清热养阴，治疗阴虚证。《续名医类案·卷十八》："詹渭丰母，年六十余。九月间，疟后自汗，余已愈之。至十一月，胁痛大作，医以加味黑逍遥散治之，未为误也。服一剂，至夜分，忽晕厥欲脱。盖柴胡、白术，皆非阴虚火盛之人所宜进也。黎明急邀余治，脉之，两关俱伏，两尺极微，足冷过膝，面如纸灰。云初起左胁痛，服药后忽移于右，遂发厥，厥虽止而痛剧，不可转侧，痛处不可按。察其舌，燥硬如干荔，已危矣。姑与生熟地、杞子各五钱，沙参、麦冬各三钱，服下痛略减。前方加倍，再入米仁五钱，蒌仁二钱，其痛乃复归左胁，能转动矣。仍服前方数剂而愈"。

胁痛多因肝郁气滞，逍遥散是常用方剂。然此案属阴虚胁痛，首用柴胡辛香而燥、白术苦温而燥等，性燥之品，更伤阴液，遂致病加。这种治疗性诊断帮助医者辨证，患者并非肝郁气滞，复结合舌苔如干荔枝，知其阴血不足，肝经筋脉失润，导致胁痛。其用药转用生地黄、沙参、麦冬等寒凉滋润养阴益血之物，药到病减。药性与证候相应，可谓善于灵活运用药性者。

寒凉性药物如能恰当应用，可以治疗虚热证、实热证、血热妄行证等，如入肺经的寒凉药可以治疗肺热咳喘,入胃经的寒凉药可以治疗胃火牙痛口臭,入大肠经的寒凉药可以治疗湿热泻痢,入肝经的寒凉药可以治疗肝火亢盛之面红目赤、耳鸣耳聋等。但寒凉性应用不当,可能损伤阳气,不可不慎。

第二节　五味的临床应用

一、甘味的临床应用

甘味能补养、缓急、解毒、调和药性,临床可用以治疗诸虚证、脏躁病、筋脉拘挛证、中毒等病证。

（一）治疗虚证

甘味具有补益作用,可以补益阴阳气血,大凡气虚、血虚、阴虚、阳虚以及五脏虚损,皆可使用甘味补益之。《古今医案按·卷二》:"汪石山治一妇,年逾三十,常患消渴善饥,脚弱,冬亦不寒,小便白浊,浮于上者如油,脉皆细弱而缓,右脉尤弱。曰:此脾瘅也,宜用甘温助脾,甘寒润燥,以参、芪各钱半,麦冬、白术各一钱,白芍、花粉各八分,黄柏、知母各七分。煎服病除"。

此医案脉细弱而缓,右脉尤甚,属气阴两虚。医案中的人参、黄芪甘温助脾补气,麦冬、天花粉甘寒益阴润燥。全方以甘味药味主,气阴两补,药证相符,故煎服病除。

（二）治疗筋脉拘挛证

甘味约具有缓急作用,可以缓解筋脉拘挛、缓解脏躁等病症。曹颖甫《经方实验录·中卷》:"四嫂(十一月十三日)。足遇多行走时则肿痛而色紫,始则右足,继乃痛及左足。天寒不可向火,见火则痛剧。故虽甚恶寒,必得耐冷。然天气过冷,则又痛。眠睡至浃晨,而肿痛止,至夜则痛如故。按历节病,足亦肿,但肿常不退,今有时退者,非历节也。惟痛甚时筋挛,先用芍药甘草汤以舒筋。赤白芍(各一两),生甘草(八钱)。拙巢注:二剂愈"。

肝在体合筋,《内经》云:肝苦急,急食甘以缓之。甘草味甘而缓,可以缓急止痛,配合养阴柔肝的芍药,是治疗小腿筋脉拘挛的常用方药。此案足痛,见寒遇热皆痛极,病在筋脉。甘草配芍药即《伤寒论》的芍药甘草汤,主治"脚挛急",原方谓服药后"其脚即伸"。由于该案例病证在筋脉,甘味能缓和筋脉拘急,加之芍药酸寒柔肝,故投之即效。

（三）治疗中毒证

甘味药具有解毒作用,可以治疗多种中毒证,甘草、绿豆味甘,有解毒之功,《本草纲目·第十二卷》谓"甘草解百毒如汤沃雪。……方称大豆解百药毒,予每试之不效,加入甘草为甘豆汤,其验乃奇焉"。《续名医类案·卷二十二》记载甘草一味药可以治疗中毒昏晕症。其谓:"一药室家人,正锉药,忽仆地不省人事,诸人以为中风痰厥。龚曰:此非病也,以药气熏蒸,中于药毒。令以甘草煎汤灌之,立醒。……一妇人以烧酒贮锡壶内,经旬取服,止饮一小杯,即醉闷不省人事,众莫能识其证。龚曰:此中铅毒也。令以陈壁土搅水澄清,入甘草煎汤灌之即醒"。甘味之甘草解毒之功,于此可见一斑。

甘味药应用不当,可能造成腻中滞膈之弊,妨碍消化。此外,甘味多食,可导致骨痛及脱发,《内经》谓"多食甘则骨痛而发落",故临床应根据甘味药的性能,合理应用之。

二、辛味的临床应用

辛味药能散、能行、能润,临床可以治疗外邪客表证、气滞证、血瘀证、津液停聚证等。

(一)治疗外感病

辛者能散,有发散解表之用,辛温可以发散风寒,辛凉能够发散风热,临床治疗风寒表证、风热表证以及温病初起,往往需要用辛味药为主,以发越邪气。《丁甘仁医案·卷一》:"姜左。外寒束于表分,湿痰内蕴中焦,太阳阳明为病。寒热无汗,头疼,胸闷泛恶,纳谷减少,脉浮滑,苔白腻。拟汗解化滞,重用表药。经云:体若燔炭,汗出而散。淡豆豉(三钱),赤茯苓(三钱),炒枳壳(一钱五分),净麻黄(四分),生姜(二片),姜半夏(二钱),六神曲(三钱),青防风(一钱),广陈皮(一钱),炒谷芽(三钱),炒赤芍(一钱五分)"。

此案为外寒束于表分,湿痰内蕴中焦,太阳之表与阳明之里并病。治疗应表里共调,重用辛散解表药,故医案用大队辛味药如生麻黄、生姜、防风、淡豆豉等辛散之物,开发腠理,以达到发散风寒的效果。又用姜半夏、陈皮、茯苓等内化痰饮,内外兼治,并行不悖。

(二)治疗气滞血瘀证

辛味药能行,可以行气、行血、行津液,临床可用来治疗气滞血瘀证、津液停聚证等。《临证指南医案·卷八》:"汪(五七)。诊脉弦涩,胃痛绕背,谷食渐减,病经数载,已入胃络。姑与辛通法。甜桂枝(八分),延胡索(一钱),半夏(一钱),茯苓(三钱),良姜(一钱),蜜水煮生姜(一钱半)"。

该医案所治病例,胃痛绕背、谷食渐减,提示中焦气滞、升降失司;脉涩为血瘀之征,故其证候属于气滞血瘀胃痛。用药方面,医案以辛通为法,用桂枝、延胡索、高良姜、生姜等辛味药,流通气血,通则不痛,药性与证候相应,值得师习。

辛味药辛散耗气,性燥伤阴,故阴虚、气虚患者慎服。《内经》谓"多食辛则筋脉沮弛",故辛味药的应用,需要准确把握其药性,既要表散邪气,宣畅气机,也要避免副作用的发生。

三、苦味的临床应用

《本草备要·药性总义》:"苦者,能泄、能燥、能坚"。燥即燥湿,可治湿热证或寒湿证。泄即清泄、通泄与降泄,可治实热内盛证、燥屎内结证、肺胃气逆证。坚即坚阴,可坚护阴液,治疗肾阴虚相火妄动证。前人曾有藉苦味之通泄以疗闭经、苦味之降泄以治癫痫的应用范例。

(一)治疗闭经

苦味属阴,性善下行,明·喻嘉言《寓意草·辨治杨季登二女奇证奇验》记载用极苦之药治疗经脉闭阻之闭经案例:"杨季登二女,俱及笄将字。长女病经闭年余,发热食少,肌削多汗,而成痨怯。医见汗多,误为虚也,投以参、术,其血愈涸。余诊时,见汗出如蒸笼气水,谓曰此症可疗处,全在有汗。盖经血内闭,止有从皮毛间透出一路,以汗亦血也。设无汗而血不流,则皮毛干槁而死矣。宜用极苦之药,以敛其血入内,而下通于冲脉,则热退经行,而汗自止,非补药所能效也。于是以龙荟丸日进三次,月余忽觉经血略至,汗热稍轻,始减前丸,只日进一次,又一月,经血大至,淋漓五日,而诸病全瘳矣"。

此案为经血内闭,郁而化热,蒸腾津液外出而多汗。血汗同源,汗多则血少,即《内经》所谓"夺汗者无血",遂致经血不行。治疗用苦味药龙荟丸,苦味属阴,性主下行,气机下行则津液随之下行,津液下行而不外越为汗,汗不出则津液转化为经血,经血充盈则冲脉流通,月水遂行。可见,月经闭止,未必尽要活血化瘀,当审视病机,把握药性,苦味药也可通经。此案喻氏所用"极苦之药",可谓昭彻药性,执理不阿。

（二）治疗癫痫

苦味药具沉降之性,沉降则可以平潜上亢之阳邪。叶天士《临证指南医案·卷七》："叶（二九）。五志阳升,神识迷惑,忽清忽甚者,非有形质之邪,乃热气化风,上巅,致于竟夜不寐。攻痰疏利,决不效验,先以极苦之药,冀其亢阳潜降（风阳阳亢）。生地黄,龙胆草,丹参,木通,山栀,芦荟,青黛,薄荷"。

此案属于五志阳亢,阳亢者当镇之以阴,苦味属阴性,阴性主降,故治疗用龙胆草、芦荟、栀子、木通等大队苦味药,镇潜亢盛之阳。叶氏门人评之曰:癫痫"肝胆厥阳化风旋逆者,以极苦药折之","如肝风痰火者,苦辛以开泄;神虚火炎者,则清补并施。"需要注意,使用苦味药治疗癫痫,认清其病机属于阳亢也是重要的。

四、酸味的临床应用

酸味具有生津作用,酸味与甘味配伍,起到酸甘化阴作用,可以治疗阴虚津亏证。叶天士《临证指南医案·卷六》："潘,入夜咽干欲呕,食纳腹痛即泻,此胃口大伤,阴火内风,劫烁津液,当以肝胃同治。用酸甘化阴方:人参（一钱半）,焦白芍（三钱）,诃子皮（七分）,炙草（五分）,陈仓米（三钱）"。

该医案的患者胃阴不足,"入夜咽干欲呕",故以焦白芍、诃子皮之酸味,与人参、甘草之甘味并用,收"酸甘化阴"之效。叶氏门人蒋式玉在医案之后评述谓:"叶氏诊记,配合气味,妙在清新,纵横治术,不离规矩"。配合气味,是叶氏的规矩之一,故临床用药,需谙熟药性。

酸味收敛,还可以治疗滑脱不禁诸证,如久泻久痢、自汗盗汗、遗精滑精、月经淋漓不断、元气将脱等。张锡纯《医学衷中参西录·第四期第二卷》记载:"邻村李志绾,年二十余,素伤烟色,偶感风寒,医者用表散药数剂治愈。间日,忽遍身冷汗,心怔忡异常,自言气息将断,急求为调治。诊其脉浮弱无根,左右皆然。愚曰:此证虽危易治,得萸肉数两,可保无虞。……急取净萸肉四两,人参五钱。先用萸肉二两煎数沸,急服之,心定汗止,气亦接续,又将人参切作小块,用所余萸肉煎浓汤送下,病若失"。

该医案患者遍身冷汗、气息将断、脉浮弱无根,属于元气欲脱之象。治疗方面,用大剂量山萸肉,取其味酸以敛汗固脱,挽救垂危,收到立竿见影之效。足见酸味药应用恰当,也可以治疗危急重症。

酸味药若应用不当,可能导致闭门留寇,加重病情。故表邪未解、实热汗出、热淋尿频、湿热泻痢、痰热咳喘等,慎不可给予酸味药。《内经》谓"多食酸,令人癃",癃即小便不利,点滴而下,酸味收涩,故小便不利的患者需要慎服酸味药。

五、咸味的临床应用

咸味属阴,能软坚、能泻下,临床用以治疗瘕瘕积聚、大便燥结等。《医学衷中参西录·第四期第三卷》用咸寒之芒硝治疗大便干燥难以排出者,取得显效。"奉天清丈局科员刘敷陈,年四十余,得结证,饮食行至下脘,复转而吐出,无论服何药亦如兹,且其处时时切疼,上下不通者已旬日矣。俾用朴硝六两，与鲜莱菔片同煮，至莱菔烂熟捞出，又添生片再煮，换至六七次，约用莱菔七八斤，将朴硝咸味借莱菔提之将尽，余浓汁四茶杯，每次温饮一杯，两点钟一次，饮至三次其结已开，大便通下"。

《医学衷中参西录·第四期第二卷》尚用咸味之牡蛎治愈颈部淋巴结肿大。"曾治一少年，项侧起一瘰疬，大如茄，上连耳，下至缺盆。求医治疗，言服药百剂，亦不能保其必愈。而其人家贫佣力，为人耘田，不惟无钱买如许多药，即服之亦不暇。然其人甚强壮，饮食甚多，俾于一日三餐之时，先用饭汤送服牡蛎细末七八钱，一月之间消无芥蒂"。

上述两则医案，都体现了咸味药软坚散结的作用。两医案选药不同，一是芒硝，一是牡蛎，但药味皆咸，咸能软散坚结，故一则医案用咸味药治疗大便燥结，一则医案用咸味药治疗痰火郁结之瘰疬。所以即使单味药应用，只要熟知药性，认证准确，药证相切，亦可取效。

第三节　升降浮沉的临床应用

《素问·阴阳应象大论》提出气味阴阳归属及其升降浮沉的不同作用，根据机体升降出入障碍的不同病位病势，采取不同的治疗方法，为中药升降浮沉理论的形成奠定了基础。经金元时期张元素、李东垣、王好古及明代李时珍等人的补充和发展，理论渐趋完善。

升降浮沉理论是医家根据不同的病位病势采用不同药物所取得的治疗效果而总结出来的药性规律。一般来说，病变部位在上在表、病势下陷的宜用升浮药，病变部位在下在里、病势上逆的宜用沉降药。升降浮沉的这些基本理论，前人的临床实践得到了验证。

一、升浮药性的临床应用

中医治病的原则是"高者抑之，下者举之，有余折之，不足补之，……寒者热之，热者寒之"等。如妇女月经长期淋漓不断，这种病的病势是向下的，李东垣治疗此证，基于"下者举之"的经典论述，独辟蹊径，创制方药，主张用升浮性药治疗，以逆转病势，看似平淡，实乃别开妇科治疗学法门，对临床指导意义甚大。

李东垣《兰室秘藏·卷中》："柴胡调经汤治经水不止，鲜红，项筋急，脑痛，脊骨强痛。炙甘草、当归身、葛根以上各三分，独活、藁本、升麻以上各五分，柴胡七分，羌活、苍术以上各一钱，红花少许……，取微汗立止"。天地之气，春夏主升浮，属阳，秋冬主沉降，属阴。人身亦同天地，此病经水日久不止，其病机是沉降太过，似自然界之常行秋冬下行之令。根据《内经》"下者举之"的原则，治疗应该用大举大升之法，方中用升、柴、葛、羌独活、藁本大行升举之职，当归、炙甘草补养气血，苍术性燥除其寒湿。此种沉降病机，用升举药是正治。这里可以看出，李东垣用大队风药升浮治疗妇人经水淋漓，经久不止，实是对升降浮沉理论的灵活运用。

妇女经血不止，根据"血见黑则止""血见凉则止"的通常医理，当用炭类药、寒凉性药治疗。但李东垣深明升降浮沉之理，用药重在调理升降气机，故不用一味炒炭药，也不用一味寒凉药，而是用升浮、发散之剂，令人体阳气上升，抑制人体沉降之气，经水立止。东垣将升浮药用于治疗月经淋漓不止病，对临床如何合理用药具有启发作用。

升浮药还可治疗病势向下的久泻久痢，如李东垣曾用升浮药治愈自己的泄泻病。《脾胃论·卷下》："予病脾胃久衰，视听半失，此阴盛乘阳，加之气短，精神不足，此由弦脉令虚，多言之过,皆阳气衰弱,不得舒伸,伏匿于阴中耳。癸卯岁六七月间,淫雨阴寒,逾月不止,时人多病泄利,湿多成五泄故也。一日,予体重、肢节疼痛,大便泄并下者三,而小便闭塞。思其治法,按《内经》标本论:大小便不利,无问标本,先利大小便。又云:在下者,引而竭之,亦是先利小便也。又云:诸泄利,小便不利,先分别之。又云:治湿不利小便,非其治也。皆当利其小便,必用淡味渗泄之剂以利之,是其法也。噫! 圣人之法,虽布在方册,其不尽者,可以求责耳。今客邪寒湿之淫,从外而入里,以暴加之,若从以上法度,用淡渗之剂以除之,病虽即已,是降之又降,是复益其阴,而重竭其阳气矣,是阳气愈削,而精神愈短矣,是阴重强而阳重衰矣,反助其邪之谓也。故必用升阳风药即瘥,以羌活、独活、柴胡、升麻各一钱,防风根截半钱,炙甘草根截半钱,同咬咀,水四中盏,煎至一盏,去渣,稍热服。大法云:湿寒之胜,助风以平之。又曰:下者举之,得阳气升腾而去矣。又法云:客者除之,是因曲而为之直也。夫圣人之法,可以类推,举一而知百病者,若不达升降浮沉之理,而一概施治,其愈者幸也"。

　　该医案是李东垣自治案例,发病原因是多言伤气,病机是脾虚不能升清,清气下陷,主要症状是大便溏泻、小便不利。如果依据症状小便不利,应该遵从《内经》大小便不利时首先要通利二便的原则施治,但是利小便之品多属淡渗下行药,淡渗下行的药性可能会加重清气下陷的病理,所以东垣没有用通利小便方药治疗。如果依据另一个主要症状大便溏泻去治疗,那就要考虑溏泻往往与湿盛有关,即"湿多成五泄",治湿也需要利小便,素有"利小便等于实大便"之说,而利小便之类的药物,药性下行,与病机不符,不宜使用。东垣经过分析,不从症状治疗入手,而重视疾病的沉降病理之改善,沉降者,升举之,遂使用大量升浮性的风药,使药性与病机相投,应手取效。

　　李东垣如此重视升降浮沉之理,强调"天地阴阳生杀之理在升降浮沉之间,……用药若不明升降浮沉,差互反损。"所以提示我们在临床用药应时刻提醒自己所用药物的升浮与沉降之性,是否切中病机,以免贻误病情。

二、沉降药性的临床应用

　　以降为主要作用的方药针对病势逆上者或病位在下者有效。病势向上者如恶心、呕吐、呃逆、喘息、奔豚等,病位在下者如淋证、脚气肿痛等,均应考虑使用沉降性能为主的方药治疗。《医学衷中参西录·第四期第三卷》用药性沉降的小半夏加茯苓汤治愈顽固的呕吐患者:"东洋野津猛男曰,英国军医阿来甫屡屡吐,绝食者久矣。其弟与美医宁马氏协力治疗之,呕吐卒不止,乞诊于余,当时已认患者为不起之人,但求余一决其死生而已。宁马氏等遂将患者之证状及治疗之经过,一一告余。余遂向两氏曰:余有一策,试姑行之。遂辞归检查汉法医书,制小半夏加茯苓汤,贮瓶令其服用,一二服后奇效忽显,数日竟回复原有之康健"。

　　小半夏加茯苓汤由半夏、生姜、茯苓三味药组成,半夏、生姜和胃降逆,茯苓性主沉降,三药组成方剂,其沉降之性能加强,可以和降上逆之胃气,遂治愈顽固性呕吐。

　　沉降药还可以用于治疗病位在下者,如牛膝性沉降,可引药下行。又如地龙,常年生活于地下,故其性寒而下行,下行故能治足疾而通经络,所以该药可以引药直达足部。

　　升浮药与沉降药并用,可以调节人体升降气机,如血府逐瘀汤中用升浮之桔梗,配伍沉降之牛膝,旋转人体气机,气行则血行,从而促使瘀血消散。

第四节　归经的临床应用

归经即是药物对机体的选择性作用,通过对某经或某几经的特殊性作用而调整机体的功能。归经药性的合理应用,有利于提高用药的准确性,提高组方的合理性。

一、归经有助于提高用药的针对性

清·易庆棠《集思医案·第一案》:"乙酉四月,南海李总戎斌扬之妻患头痛。每痛则头中隐隐有声,即有血从鼻中流出,精神颓,肌肉瘦。诸医用祛风活血之药,愈治愈甚。延予诊视,适座中有一老医,谓其脑下陷,例在不治。予笑而不答,许以十五日愈。病家未之深信。然素慕贱名,亦姑试之也。予用大剂当归补血汤加鹿茸数两,如期而愈。盖督脉从腰上头入鼻,又主衄血,故重加鹿茸以治督脉,不似他方之泛泛,故奏效也。"鹿茸入走督脉,头痛、鼻衄属于气血不足、督脉为病者,若单用祛风活血之药或补益气血的当归补血汤,没有通补督脉的鹿茸在方中发挥引领归经作用,全方恐难以到达病所而发挥治疗作用,故鹿茸在全方中具有引经报使的功能,使药物直达病变部位,药到病除。

《本草纲目·第五十一卷》:"昔西蜀市中,尝有一道人货斑龙丸,一名茸珠丹。每大醉高歌曰:尾闾不禁沧海竭,九转灵丹都漫说。惟有斑龙顶上珠,能补玉堂关下穴。朝野遍传之。其方盖用鹿茸、鹿角胶、鹿角霜也。又戴原礼证治要诀:治头眩运,甚则屋转眼黑,或如物飞,或见一为二,用茸珠丹甚效。或用鹿茸半两,无灰酒三盏,煎一盏,入麝香少许,温服亦效。云鹿茸生于头,类之相从也。"李时珍在此进一步强调,鹿茸因其生于鹿的头部,故具有引药上行入头、治疗头部疾病的作用。鹿茸补肾壮阳益精,禀天地纯阳之性,故阳虚头痛头晕、眼黑目眩、畏寒肢冷、脉微细等,用该药既补助阳气,又可引领全方上达巅顶。

关于引经药,李东垣的应用经验值得借鉴。肝经布胁肋,《内外伤辨惑论·卷中》的四时用药加减法指出:"胁下痛,或胁下缩急俱加柴胡三分,甚则五分,甘草三分。"柴胡主入肝胆经,有疏肝理气、和解退热、升举阳气等作用,尤善解郁,故东垣指出胁下痛用柴胡引药至于病所。

脾主大腹,肾主小腹。小腹痛而喜按,多属肾虚。《内外伤辨惑论·卷中》的四时用药加减法又说:"脐下痛,加真熟地黄五分,如不已者,乃大寒也,加肉桂五分。"熟地黄、肉桂虽有补肾阴与补肾阳之区别,但皆主归肾经,故小腹痛时,东垣用熟地黄、肉桂以治之。

中药归经的合理应用,能促使药物直接到达病变脏腑经络或部位而发挥治疗作用,是提高临床疗效的关键环节之一。

二、归经有助于提高组方的合理性

六味地黄丸由熟地黄八两、山茱萸四两、山药四两、茯苓三两、泽泻三两、牡丹皮三两组成,入走肝脾肾三经,三补三泻,前三味谓之三补,后三味为谓之三泻。其中熟地黄、泽泻补或泻皆在肾,山茱萸、牡丹皮补或泻皆在肝,山药、茯苓补或泻皆在脾。原方主治肾阴虚证,以熟地黄为君药。但如果证情有变,则根据药性,君药也随之发生变化。如汪昂《医方集解·卷上之一》论述:"血虚阴衰,熟地为君;精滑头昏,山茱为君;小便或多或少、或赤或白,茯苓为君;小便淋沥,泽泻为君;心虚火盛,及有瘀血,丹皮为君;脾胃虚弱,皮肤干涩,山药为君。言君者,其分用八两,地黄只用臣分两。"就是说,用六味地黄丸时,通常以熟地黄为君,如果脾胃虚弱显著,就用主入脾胃经、长于补益脾胃的山药为君药。如果心经虚火盛,或瘀血显著者,就用主入心肝经、长于清热活血的牡丹皮为君药,从而使全方配伍更适合病情治疗的需要,等等。所以归经药性的合理应用,可以充分利用每味药归经的定向特性,结合病证特点,需要用作君药时就重用之,使其在全方发挥主导作用,需要用作臣药时就轻用之,使其在全方发挥辅助作用。正确把握归经理论,有助于提高组方的合理性。

第五节　有毒无毒的临床应用

有毒无毒是指药物有无毒性而言,是中药药性的一个重要方面。徐灵胎云:"毒者,败正伤生之谓也。"关于中药毒性的应用,前人为我们制订出一些基本原则,学习和研究这些基本原则,对合理应用有毒药、确保用药的安全性有所帮助。

一、根据药物毒性程度,区别应用

《素问·五常政大论》:"大毒治病,十去其六;常毒治病,十去其七;小毒治病,十去其八;无毒治病,十去其九。谷肉果菜,食养尽之,无使过之,伤其正也。"这是《内经》关于使用有毒中药的原则。就是说,用峻猛大毒的药物治病,病去六分就可以停药了。用中等毒性的药物治病,病去七分就可以停药了。用小毒药物治病,病去八分就可以停药了。用无毒的药物治病,病去九分停药,剩下的需要用饮食调理,促使病体康复。由此可知,是药三分毒,用药物治病,根据药物毒性程度大小,该停药时就考虑停药,不可以穷追猛杀,造成过度用药、过度治疗,伤及正气。

二、使用毒性药物,宜剂量递加法用药

《神农本草经》:"若用毒药疗病,先起如黍粟,病去及止。不去,倍之;不去,十之。取去为度。"这是《本经》强调使用有毒药物的一个原则,以去病为标准,逐渐增加剂量,不宜径用大剂量,以防损伤机体。

医圣张仲景具体实践了毒药剂量递加的使用原则。如《金匮要略》治疗寒疝腹痛的乌头桂枝汤,其用法是:"乌头。右一味,以蜜二升,煎减半,去滓。以桂枝汤五合解之,令得一升后,初服二合,不知,即取三合;又不知,复加至五合。其知者,如醉状,得吐者,为中病。"乌头有大毒,为防其贸然服用大剂量而中毒,采用小剂量开始,每次服二合(约40ml),有效则已,无效加量,直至取效为止。

不仅乌头,临床初次使用其他大毒药,从小剂量开始,严格把握剂量,确保用药安全,是基本原则。

三、使用毒性药物,宜观察体质而用药

人体是一个极其复杂的有机体,由于先天禀赋(包括遗传)及后天生活条件与环境的不同,个体体质差异很大,故对中药的耐受性也有不同,从而影响药物的有毒与无毒。对此古人早有论述,《灵枢·论痛》:"胃厚色黑、大骨及肥者能胜毒""瘦而薄胃者皆不胜毒"。明代

张景岳在《类经·卷四·脉象类》中也指出:"人有能耐毒者,有不胜毒者"。现代药理学认为,千差万别的人类个体,对药物作用的反应不同,有的人机体应激性强,新陈代谢旺盛,对被吸收的药物成分(包括有毒成分),能较快地转化和(或)中和、排泄,对药物耐受量大;有的人机体应激性弱,新陈代谢缓慢,不能较快地转化和(或)中和、排泄,对被吸收的药物成分(包括有毒成分),耐受量小。也有人因反复多次用同一种药物,使机体逐渐产生了对该药物的耐受性;而有的人则属高敏体质,应用小于常用量的药物就能引起与一般人中毒时类似的不良反应。

基于上述,临床使用有毒中药,需要根据患者的遗传、年龄、性别、体质、种族、居住环境等不同,判断其体质状况,酌情使用,强调用药的个体化,不可以一律之。发现患者对某些中药过敏或中毒反应者,要嘱其立即停药,以后也须禁用。

四、使用毒性药物，宜炮制减毒以用药

有毒中药使用,为保证其安全性,往往需要炮制以减毒,然后用于临床。如附子火炮减毒,半夏用白矾水浸泡减毒,巴豆去油减毒等等,通过炮制,降低毒性,便于驾驭其药性。

马钱子有大毒,功能通络止痛,散结消肿。《医学衷中参西录·前三期合编第七卷》用马钱子治疗偏枯、痹木、癫痫、纳呆诸证,强调炮制以减毒的重要性。其谓:"马钱子,即番木鳖,其毒甚烈,而其毛与皮尤毒。然制之有法,则有毒者,可至无毒。而其开通经络,透达关节之力,实远胜于他药也。今将制马钱子法,详载于下,庶后用此方者,如法制之,而不至误人也。法: 将马钱子先去净毛,水煮两三沸即捞出。用刀将外皮皆刮净,浸热汤中,旦、暮各换汤一次,浸足三昼夜取出。再用香油煎至纯黑色,掰开视其中心微有黄意,火候即到。将马钱子捞出,用温水洗数次,将油洗净。再用沙土,同入锅内炒之,土有油气,换土再炒,以油气尽净为度"。

《医学衷中参西录·第五期第二卷》中有使用剧毒药马钱子为主治疗癫痫的记载:"沧州小南门外,朱媪,年过六旬,素有痫风证,医治数十年,先服中药无效,继服西药麻醉脑筋之品,若臭剥、臭素、抱水诸药,虽见效,然必日日服之始能强制不发。因诸药性皆咸寒,久服伤胃,浸至食量减少,身体羸弱。后有人授以工勋臣龙马自来丹方,其方原以马钱子为主药,如法制好,服之数日,食量顿增,旬余身体渐壮,痫病虽未即除根,而已大轻减矣。由斯知马钱子健胃之功效迥异乎他药也。特是龙马自来丹,马钱子伍以地龙,为治痫风设也。若用以健胃,宜去地龙,加炒白术细末,其健胃之效益著。爰拟定其方于下:炒白术(四两,细末),制好马钱子(一两,细末)。二药调匀,水和为丸一分重(干透足一分),饭后服五丸,一日再服,旬余自见功效"。

《药典》记载马钱子的炮制方法是砂烫至鼓起并显棕褐色或深棕色。张锡纯为确保用药的安全性,砂烫前又用油炸,减毒效果更佳。所以临床使用有毒药,如附子、半夏、甘遂、芫花、巴豆等,要严格按照炮制规范进行炮制。

五、使用毒性药物，宜配伍减毒以用药

《神农本草经·序例》:"若有毒宜制,当用相畏、相杀者"。说明通过合理配伍,可以制约中药的毒性,中和或分解其对人体有害的毒性成分,使药物的整体毒性降低或消除。故汉代

《金匮要略》凡用生川乌头,多配伍蜂蜜。有人通过动物实验证明,蜂蜜(枣花蜂蜜)与生川乌头粉、生川乌头煎液合用,或与生川乌头煎液共同浓缩后,给小鼠灌服、腹腔注射,并与单用川乌头粉或煎液相对照,均有明显的解毒作用。其中与川乌头煎液共同浓缩者效果最佳,与煎液合用者次之,与川乌头粉剂合用者较差。又如甘草能解毒,与附子、草乌等同用,能使附子、草乌毒性降低;大黄苦寒,与巴豆同用,能监制巴豆的辛热之性。

相反,如配伍不当,可产生或增强毒性。如传统认为,十八反中的甘草与海藻皆为无毒之品,合用后可产生毒性,变无毒为有毒;甘遂、大戟有毒,与无毒而善解毒的甘草合用后,甘草不但不能减缓其毒性,反使其毒性增强。可见,配伍不当可增强原有药物的毒性。

李时珍将《神农本草经》七情配伍进行分类,其谓:"相须、相使同用者,帝道也。相畏、相杀同用者,王道也。相恶、相反同用者,霸道也。"故欲求用药安全,需要用王道之法,注意通过相须与相畏配伍以降低药物毒副作用。

六、使用有毒药物,以毒攻毒而用药

临床病证复杂,有些顽固性疾病,有时需要用相反配伍的霸道用药方式,以毒攻毒,取相反而相成,治愈顽疾。中药配伍十八反中,甘遂与甘草相反,附子与半夏相反,医圣张仲景《金匮要略·痰饮咳嗽》中的甘遂半夏汤,主治"病者脉伏,其人欲自利,利反快,虽利,心下续坚满,此为留饮欲去故也。"该方由甘遂、半夏、芍药、甘草四味药组成,主治留饮久留而难以驱除,需用峻猛且霸道配伍才有希望攻退顽证。《金匮要略心典·卷中》阐述道:此方"甘草与甘遂相反,而同用之者,盖欲其一战而留饮尽去,因相激而相成也"。

此外,张仲景治疗腹中寒气、雷鸣切痛的附子粳米汤是附子与半夏同用,后世治疗瘿瘤的海藻玉壶汤是海藻与甘草并施,皆取其"相反相成"之功,治疗疑难病证。需要注意,相反药使用,是违反《药典》规定的,故临床应用时需要特别谨慎,在经验或依据不足的前提下,不可妄投。

七、使用无毒药物,可大剂量用药

我们临床使用中药,把握其有毒无毒这一药性,然后合理使用之,这种安全用药意识要时刻保持。在临床用药实际中,看到药物属于有毒药,毒性大的,用量要小。毒性小的,用量可适当加大。若属于无毒药,剂量可以更大。无毒药,性质平和,往往需要大量使用,方可奏效。如《本草新编·卷之二》关于薏苡仁的药性及用量论述道:"薏苡仁,味甘,气微寒,无毒。入脾、肾二经,兼入肺。疗湿痹有神,舒筋骨拘挛,止骨中疼痛,消肿胀,利小便,开胃气,亦治肺痈。但必须用至一、二两,始易有功。"薏苡仁是药食两用品种,药性缓和,故大剂量使用方易收功。其他如土茯苓、白茅根、山药、莲子等无毒之药,均可大量使用。

中医用药在保证安全的基础上,力求疗效,故对于中药"有毒无毒"这一药性的合理应用,是保证用药安全的重要环节,应予重视。

学习中药药性的重要目的之一在于临床应用,如何正确地将药性与临床证候接轨,做到药与证的丝丝入扣,提高用药效果,防治不良反应的发生,是学习、研究、应用中药药性的主要要求。

【复习思考题】

1. 如何根据辨证合理使用寒凉性药与温热性药?
2. 举例说明甘味药的临床应用。
3. "五味"使用不当的副作用分别有哪些?
4. 月经淋漓不断、经久不愈,应该考虑使用升浮药还是沉降药为主去治疗? 为什么?
5. 临床使用有毒中药的原则有哪些?

主要参考文献

[1] 汉·许慎. 说文解字. 北京: 中华书局,1963

[2] 汉·司马迁. 史记. 北京: 北京出版社,2006

[3] 汉·刘安. 淮南子. 郑州: 中州古籍出版社,2010

[4] 黄帝内经素问. 田代华整理. 北京: 人民卫生出版社,2005

[5] 汉·班固. 汉书. 北京: 中华书局,2007

[6] 尚书. 北京: 中华书局,2012

[7] 周礼. 北京: 中华书局,2014

[8] 灵枢经. 北京: 人民卫生出版社,1963

[9] 神农本草经. 北京: 中医古籍出版社,1982

[10] 汉·张仲景. 伤寒杂病论. 石家庄: 河北科学技术出版社,2003

[11] 梁·陶弘景. 名医别录. 北京: 人民卫生出版社,1986

[12] 魏·吴普. 吴普本草. 北京: 人民卫生出版社,1987

[13] 梁·陶弘景. 本草经集注. 北京: 人民卫生出版社,1994

[14] 北齐·徐之才. 雷公药对. 合肥: 安徽科学技术出版社,1994

[15] 宋·唐慎微. 证类本草. 北京: 中国医药科技出版社,2011

[16] 唐·苏敬. 新修本草. 合肥: 安徽科学技术出版社,1981

[17] 唐·陈藏器. 本草拾遗. 芜湖: 皖南医学院,1983

[18] 唐·甄权. 药性论. 芜湖: 皖南医学院,1983

[19] 五代·吴越·日华子. 日华子本草. 合肥: 安徽科学技术出版社,2005

[20] 唐·李林甫. 唐六典. 北京: 中华书局,1992

[21] 五代·韩保升. 蜀本草. 合肥: 安徽科学技术出版社,2004

[22] 唐·孙思邈. 备急千金要方. 北京: 人民卫生出版社,1998

[23] 唐·孟诜. 食疗本草. 北京: 中华书局,2011

[24] 唐·张鼎. 食性本草. 合肥: 安徽科学技术出版社,2003

[25] 唐·李珣. 海药本草. 北京: 人民卫生出版社,1997

[26] 唐·孙思邈. 千金翼方. 沈阳: 辽宁科学技术出版社,1997

[27] 清·纪昀. 四库全书总目提要. 石家庄: 河北人民出版社,2000

[28] 宋·卢多逊. 开宝本草. 合肥: 安徽科学技术出版社,1998

[29] 宋·掌禹锡. 嘉祐补注本草. 北京: 中医古籍出版社,2009

[30] 宋·苏颂. 本草图经. 合肥: 安徽科学技术出版社,1983

[31] 宋·王继先. 绍兴本草. 北京: 中医古籍出版社,2007

[32] 宋·寇宗奭. 本草衍义. 北京: 人民卫生出版社,1990

[33] 宋·赵佶.圣济经.北京:人民卫生出版社,1990

[34] 宋·唐慎微.大观本草.合肥:安徽科学技术出版社,2002

[35] 宋·陈衍.宝庆本草折衷(残卷).北京:中国中医科学院,1991

[36] 金·李杲.珍珠囊补遗药性赋.北京:中国医药科技出版社,1998

[37] 宋·沈括.梦溪笔谈.长沙:岳麓书社,2002

[38] 金·成无己.注解伤寒论.北京:人民卫生出版社,2004

[39] 金·成无己.伤寒明理论.北京:商务印书馆,1955

[40] 金·刘完素.素问病机气宜保命集.北京:中医古籍出版社,1998

[41] 金·张元素.医学启源.北京:人民卫生出版社,1978

[42] 元·王好古.汤液本草.北京:人民卫生出版社,1987

[43] 金·张从正.儒门事亲.北京:人民卫生出版社,1994

[44] 元·朱震亨.丹溪心法.北京:中国书店,1986

[45] 元·朱震亨.局方发挥.北京:人民卫生出版社,1956

[46] 元·朱震亨.本草衍义补遗.北京:人民卫生出版社,1993

[47] 清·张志聪.本草崇原.北京:中国中医药出版社,1992

[48] 清·徐大椿.神农本草经百种录.北京:人民卫生出版社,1956

[49] 清·陈修园.神农本草经读.北京:人民卫生出版社,1983

[50] 清·张璐.本经逢原.北京:中国中医药出版社,1996

[51] 清·邹澍.本经疏证.北京:学苑出版社,2009

[52] 明·贾所学.药品化义.上海:上海古籍出版社,1996

[53] 明·刘文泰.本草品汇精要.北京:人民卫生出版社,1982

[54] 明·陈嘉谟.本草蒙筌.北京:人民卫生出版社,1988

[55] 明·李时珍.本草纲目.上海:上海科学技术出版社,1987

[56] 明·李中梓.医宗必读.北京:人民卫生出版社,1995

[57] 明·张介宾.景岳全书.北京:人民卫生出版社,1991

[58] 明·孙一奎.医旨绪余.南京:江苏科学技术出版社,1983

[59] 清·吴瑭.温病条辨.北京:人民卫生出版社,1963

[60] 清·高世栻.医学真传.南京:江苏科学技术出版社,1981

[61] 清·汪昂.本草备要.北京:人民卫生出版社,2005

[62] 清·吴仪洛.本草从新.北京:人民卫生出版社,1990

[63] 清·黄宫绣.本草求真.上海:上海科学技术出版社,1979

[64] 清·严西亭,施雯,洪炜.得配本草.上海:上海科学技术出版社,1958

[65] 明·卢之颐.本草乘雅半偈.北京:人民卫生出版社,1986

[66] 清·傅山.傅青主女科.天津:天津科学技术出版社,1999

[67] 清·沈金鳌.要药分剂.上海:上海卫生出版社,1958

[68] 清·凌奂.本草害利.北京:中医古籍出版社,1982

[69] 高晓山.中药药性论.北京:人民卫生出版社,1992

[70] 雷载权.中药学.上海:上海科学技术出版社,1996

[71] 高学敏.中药学.北京:中国中医药出版社,2002

[72] 李冀.方剂学.北京:中国中医药出版社,2010

[73] 吴敦序.中医基础理论.上海:上海科学技术出版社,2006

[74] 陈蔚文.中药学.北京:人民卫生出版社,2012

[75] 王洪图.内经讲义.北京:人民卫生出版社,2010

[76] 盛良.中药四气五味和化学成分的关系.现代中西医结合杂志,2004,13(21):2804-2806

[77] 张培,王梅,王耘,等.中药四性与药理作用相关性研究.中国中医药信息杂志,2010,17(10):94-96

[78] 张德芹,高学敏,钟赣生,等.中药药性理论研究现状、问题和对策.中国中药杂志,2009,34(18):2400-2404

[79] 任雪梅,杨光福.中药药性理论之四气研究进展.医学研究与教育,2009,26(5):89-91

[80] 王建,曾南,夏厚林,等.中药药性理论研究模式的新思路.中医杂志,2013,54(2):99-102

[81] 陈定华,万毅.中药"气臭"学说内涵初探.安徽中医学院学报,1989,8(3):21

[82] 邢玉瑞.《内经》五味理论及其临床应用.现代中医药,2007,27(1):15-17

[83] 杨敏,陈勇,张廷模.中药润燥性能本草考.成都中医药大学学报,2011,34(3):91-93

[84] 张冰.刚柔药性论及其临床意义.北京中医药大学学报,1996,19(2):46-47

[85] 袁颖,金素安,何世民,等.中药动静刚柔特性及其临床应用分析.上海中医药杂志,2015,49(1):66-68

[86] 吴燕芳.试论药性气味厚薄.上海中医药杂志,1998,(2):14-15

[87] 吕金山.古代"药物归经"的经络理论运用研究.中国中医科学院,2010

[88] 严冰.吴鞠通研究集成.北京:中医古籍出版社,2012

[89] 郭选贤,梅晓萍,刘爱华,等.温病辛凉(寒)透泄法理论研讨.四川中医,2007,25(1):29-30

[90] 唐元瑜,王尔宁,纪立金.《内经》"热淫于内,平以咸寒,佐以苦甘"的内涵及其在中医络病治疗中的运用.成都中医药大学学报,2010,33(4):85-87

[91] 清·徐大椿.医学源流论.北京:人民卫生出版社,2007

[92] 吴皓.中药炮制学.北京:人民卫生出版社,2012

[93] 龚千锋.中药炮制学.北京:中国中医药出版社,2012

[94] 廉莲,贾天柱.黄柏及其炮制品对小鼠及大鼠胃肠功能的影响.中华中医药学刊,2008,26(3):499-501

[95] 郭志力,陆兔林,季德,等.知母不同炮制品滋阴作用研究.中国中医基础医学杂志,2008,14(5):386-387

[96] 明·李梴.医学入门.南昌:江西科学技术出版社,1988

[97] 清·蒋示吉.医宗说约.北京:中国中医药出版社,2004

[98] 郝延军.白术的炮制原理研究.辽宁中医药大学,2006

[99] 明·傅仁宇.审视瑶函.上海:上海人民出版社,1977

[100] 明·李中梓.本草通玄.上海:上海古籍出版社,1995

[101] 清·陈修园.十药神书注解.福州:福建科学技术出版社,1982

[102] 马王堆汉墓帛书整理小组.五十二病方.北京:文物出版社,1979

[103] 晋·皇甫谧.针灸甲乙经.北京:中国医药科技出版社,1990

[104] 晋·葛洪.肘后备急方.广州:广东科技出版社,2012

[105] 清·王维德.外科证治全生集.北京:人民卫生出版社,1956

[106] 明·缪希雍.炮炙大法.北京:人民卫生出版社,1956

[107] 明·龚廷贤.寿世保元.上海:上海科学技术出版社,1959

[108] 元·罗天益. 卫生宝鉴. 北京: 中国中医药出版社, 2007

[109] 万颖, 孙晓燕, 田亚男, 等. 不同贮藏条件对白芍品质的影响. 时珍国医国药, 2010, 21(11): 2984-2985

[110] 牛波, 秦岩. 论中药陈用. 山东中医杂志, 1998, 17(11): 512-513

[111] 张兆旺. 中药药剂学. 北京: 中国中医药出版社, 2003

[112] 凌一揆. 中药学. 上海: 上海科学技术出版社, 1984

[113] 颜正华. 临床实用中药学. 北京: 人民卫生出版社, 1984

[114] 清·柯琴. 伤寒来苏集. 北京: 中国中医药出版社, 2008

[115] 汉·张机. 金匮要略. 北京: 人民卫生出版社, 2005

[116] 清·尤怡. 金匮要略心典. 北京: 中国中医药出版社, 1992

[117] 明·戴元礼. 秘传证治要诀及类方. 北京: 人民卫生出版社, 2006

[118] 金·李东垣. 内外伤辨惑论. 北京: 人民卫生出版社, 2007

[119] 清·罗美. 古今名医方论. 北京: 中国中医药出版社, 1994

[120] 侯家玉. 中药药理学. 北京: 中国中医药出版社, 2002

[121] 清·张秉承. 成方便读. 北京: 学苑出版社, 2010

[122] 宋·陈自明. 妇人大全良方. 北京: 中国中医药出版社, 2011

[123] 清·陈士铎. 本草新编. 北京: 中国中医药出版社, 1996

[124] 明·刘纯. 医学小经. 北京: 中国中医药出版社, 2015

[125] 清·吴仪洛. 伤寒分经. 北京: 中国中医药出版社, 2015

[126] 任红艳, 李金田. 《伤寒论》方药煎法浅谈. 甘肃中医学院学报. 2008, 25(3): 18-21

[127] 明·方有执. 伤寒论条辨. 北京: 学苑出版社, 2009

[128] 清·费伯雄. 医醇賸义. 北京: 中国医药科技出版社, 2011

[129] 彭子益. 圆运动的古中医学. 北京: 中国中医药出版社, 2007

[130] 明·胡慎柔. 慎柔五书. 北京: 中国中医药出版社, 2011

[131] 清·张秉成. 本草便读. 北京: 学苑出版社, 2010

[132] 叶定江. 中药炮制学. 上海: 上海科学技术出版社, 1996

[133] 李荣宗. 附子、川乌、草乌的合理炮制经验. 海峡药学, 2001, 13(2): 49-50

[134] 清·尤怡. 伤寒贯珠集. 北京: 中医古籍出版社, 1998

[135] 清·吴谦等. 医宗金鉴. 北京: 人民卫生出版社, 1963

[136] 清·吴塘. 吴鞠通医案. 北京: 中国中医药出版社, 2006

[137] 元·王好古. 阴证略例. 北京: 中国中医药出版社, 2008

[138] 元·李东垣. 脾胃论. 北京: 人民卫生出版社, 2005

[139] 明·赵献可. 医贯. 北京: 人民卫生出版社, 2005

[140] 宋·陈言. 三因极一病症方论. 北京: 人民卫生出版社, 2007

[141] 元·王珪. 泰定养生主论. 北京: 中国医药科技出版社, 2012

[142] 清·张锡纯. 医学衷中参西录. 太原: 山西科学技术出版社, 2009

[143] 清·莫枚士. 研经言. 南京: 江苏科学技术出版社, 1984

[144] 翟双庆. 内经选读. 北京: 中国中医药出版社, 2013

[145] 清·俞震. 古今医案按. 北京: 中国中医药出版社, 1998

[146] 曹颖甫. 经方实验录. 北京: 中国医药科技出版社, 2011

[147] 清·叶天士. 临证指南医案. 北京: 人民卫生出版社, 2006

[148] 明·喻昌. 寓意草. 北京: 中国中医药出版社, 2008

[149] 元·李杲. 兰室秘藏. 北京: 中国中医药出版社, 2007

[150] 清·吴谦. 删补名医方论. 北京: 学苑出版社, 2013

[151] 清·魏之琇. 续名医类案. 北京: 人民卫生出版社, 2000

[152] 唐仕欢, 黄璐明, 杨洪军, 等. 论象思维对中药药性形成的影响, 中医杂志, 2009, 50(6): 485-487

[153] 于虹. 论中药的法象药理, 中华中医药杂志, 2005, 20(11): 648-649

[154] 史成和. 中药法象药理学说浅述, 浙江中医药大学学报, 2007, 31(6): 680-681

[155] 郑虎占, 董泽宏, 佘靖. 中药现代研究与应用, 北京: 学苑出版社, 1997

[156] 清·周岩. 本草思辨录. 北京: 中国中医药出版社, 2015

[157] 清·唐容川. 本草问答. 北京: 中国中医药出版社, 2013

[158] 张其成. 中医哲学基础. 北京: 中国中医药出版社, 2012